AF453918

# DOCTEUR E. MONIN

## MÉLANGES D'HYGIÈNE ET DE MÉDECINE

*(Nouvelle Série)*

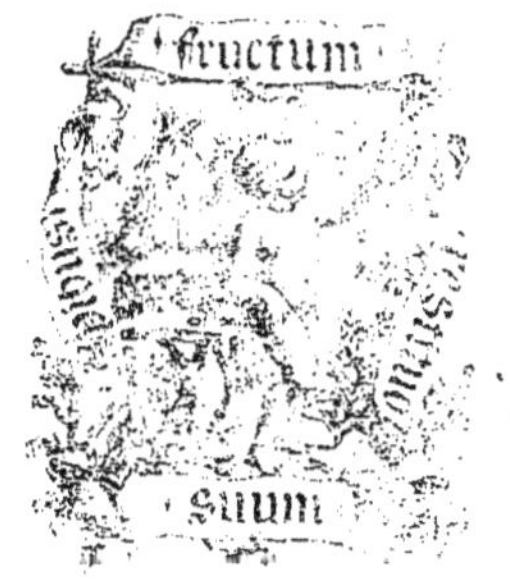


PARIS


PLACE DE L'ÉCOLE-DE-MÉDECINE

4, rue Antoine-Dubois, 4

1898

# A LA MÊME SOCIÉTÉ D'ÉDITIONS


**BIANCHON (D' H.).** — Les **Causeries de Bianchon**, avec préface de H. LAVEDAN. Un beau volume de 400 pages environ . . . . 4 fr.
> L'auteur, si connu par ses articles dans le *Figaro*, se révèle plus étincelant que jamais dans ses amusantes causeries écrites pour les médecins.

**CROUIGNEAU (D' Georges)** — **Promenade d'un médecin à travers l'Exposition de 1889**, précédée d'une préface par le D' DUJARDIN-BEAUMETZ, membre de l'Académie de médecine. 1 gros volume in-8° raisin, orné de plus de 120 figures dans le texte et hors texte et 3 cartes . . . . . . . . 7 fr. 50

**DUPOUY (D' Edmond)**, ancien interne de Charenton et des Asiles d'Aliénés, Lauréat de la Société médico-psychologique, Prix Esquirol et Prix Aubanel. — Le **Moyen-Age Médical**. Un vol. in-12 de 372 pages, 2e édition. . . . . . . . . . . . . 5 fr.

**FIESSINGER (le D').** membre correspondant de l'Académie de médecine. — La **Thérapeutique des Vieux Maîtres** (2e édit.). 7 fr. 50

**FRACASTOR (J.).** — Les **trois livres sur la contagion, les maladies contagieuses et leur traitement**. Traduction et notes, par L. MEUNIER . . . . . . . . . . . 3 fr. 50

**GARRULUS (D' E.).** — Les **Gaîtés de la Médecine**. Volume capable de dérider les fronts les plus soucieux. . . . . . . . . . 4 fr.

**GAUTIER (A.)**, membre de l'Institut, professeur à la Faculté de Médecine de Paris. — Les **Toxines Microbiennes et Animales**. In-8° de 640 pages avec figures. . . . . . . . . 15 fr.

**GRELETTY (D' L.).** — **Questions professionnelles**. Causeries pour le médecin. Deuxième série. 1 vol. in-12 de 262 pages . . . . 4 fr.

**LAFAGE (D' Jules).** — Un **médecin de campagne au XIXe siècle**. Un vol. in-18 de 75 pages. . . . . . . . . . . . 2 fr.

**MOURAUX (A.) et ANDRÉ (E.).** — L'**Art de la Chasse et du Tir** de Ch. LANCASTER. Ouvrage traduit de la 4e édition anglaise. 1 vol. in-8° avec 55 fig. hors texte. . . . . . . . . . 7 fr. 50
> Ce livre n'existait pas encore et n'a aucun analogue en France.

**NATTUS (D' Jacques).** — L'**hygiène des Fiancés**. Un vol. in-18 raisin de la *Petite Encyclopédie médicale*, cartonné à l'anglaise, fer spécial. . . . . . . . . . . . . . . . 2 fr.

**PEINARD**, docteur en médecine de la Faculté de Paris, membre de la Société des contribuables. — De la **Profession Médicale en France au XIXe siècle**. . . . . . . . . . 3 fr. 50

**TOULOUSE (Édouard).** — **Émile Zola**. In-18 avec nombreux portraits et figures . . . . . . . . . . . . . . 3 fr. 50



LILLE. — IMPRIMERIE LE BIGOT FRÈRES.

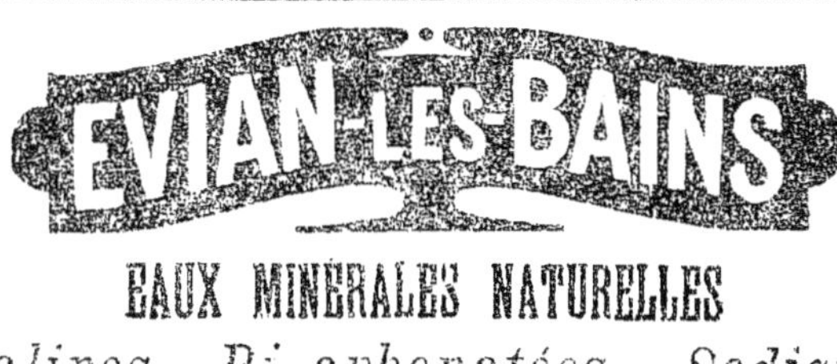

EVIAN-LES-BAINS
EVIAN-LES-BAINS
Ferme Générale
EAUX DE LA VILLA PIERRE
SOURCE
PREMIÈRE

# LES PROPOS DU DOCTEUR

# DU MÊME AUTEUR

### (Envoi franco)

---

**Essai sur la pathogénie des oreillons**, thèse de Paris, 1877. (*Epuisée*).

**La propreté de l'individu et de la maison**, 5e éd. (couronné par la Société française d'hygiène, adopté par le Ministère de l'Instruction publique (1882), traduit en allemand, italien, espagnol, suédois, turc, arménien, arabe, serbe et polonais).

**Traitement du diabète**, vol. de 128 pages, couronné par la Société de médecine d'Anvers (3e édition).

**Propos du docteur**, médecine sociale, in-8 de 324 pages (4e édition).

**Les odeurs du corps humain**, un nouveau chapitre de séméiologie, couronné par la Société de médecine pratique, in-16 de 124 pages, 2e édition, 1886 (traductions italienne et anglaise).

**Les fièvres en Sologne**, brochure de la Société française d'hygiène, précédée d'une lettre du Dr Burtel (de Vierzon), 1887.

**Le jeûne et les jeûneurs**, in-18 jésus de 260 pages (en collaboration avec le Dr Ph. Maréchal). (*Epuisé*).

**Les maladies épidémiques**, hygiène et prévention, in-32 de 175 pages, de la Bibliothèque utile, 1887.

**L'hygiène dans la Pologne russe** (Rapport au ministère de l'instruction publique sur la *Wystawa* de Varsovie, 1887.)

**L'Alcoolisme**, étude médico-sociale, couronnée en 1888 (préface de Dujardin-Beaumetz), in-18 de 300 pages.

**L'hygiène de l'estomac**, 8e mille, 1 volume de 450 pages (O. Doin).

**L'hygiène du travail**, 1 vol. de 300 pages, avec préface d'Yves Guyot (J. Hetzel, éditeur, 1889).

**La santé par l'exercice**, préface de Ph. Daryl, 1 vol. de 320 pages.

**Jean-Jacques Rousseau hygiéniste** (dans le livre d'or de Grand-Carteret, 1890).

**L'hygiène de la beauté**, 1 vol. de 380 pages, 7e édition. (Même ouvrage en russe et en anglais.)

**Misères nerveuses**, 4e édition (324 pages).

**L'hygiène des sexes**, 5e édition (320 pages).

**Formulaire de médecine**, 6e édition (700 pages).

**L'hygiène des riches**, 3e mille (360 pages).

**La lutte pour la santé**, 1892 (340 pages).

**Hygiène et médecine journalières**, 1893 (1 vol. de 380 pages).

**Précis d'hygiène pratique**, in-8 de 450 pages (en collaboration avec le Dr Dubousquet), 1893.

**Hygiène et traitement des maladies de la peau**, 1894. 1 vol. de 160 pages.

**Esquisses d'hydrologie clinique** (Royat, Chatel-Guyon, la Bourboule, Carabana, Hunyadi-Janos, Pougues, Rubinat, Schinznach, La Réveille).

**Les remèdes qui guérissent** (368 pages).

**Hygiène et traitement des troubles digestifs** (220 pages).

**La santé de la femme** (390 pages).

**Hygiène et traitement des maladies vénériennes.**

**Hygiène et traitement du diabète**, 6e édition (150 pages).

DOCTEUR E. MONIN

# Les Propos du Docteur

## MÉLANGES D'HYGIÈNE ET DE MÉDECINE

*(Nouvelle Série)*

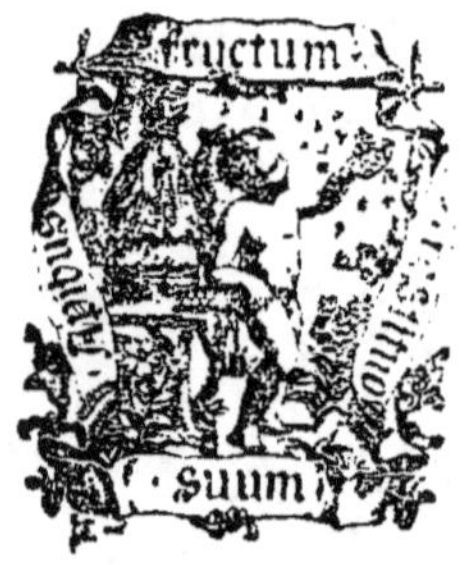



**PARIS**

SOCIÉTÉ D'ÉDITIONS SCIENTIFIQUES

PLACE DE L'ÉCOLE-DE-MÉDECINE

4, rue Antoine-Dubois, 4

1897

# PRÉFACE

## La Médecine et la moderne Damnation

Avec sa lucidité de vulgarisateur excellent, sa bonne grâce d'homme d'esprit et de lettré, son bon sens et sa droiture de philosophe, le Dr Monin, dans ce petit livre au titre simple, signale bien des maux redoutables et indique les moyens de les combattre : la phtisie, la variole, le typhus, la neurasthénie, la grippe, l'imagination, le cauchemar !

Le Dr Monin n'est pas de l'école terrifiante. Il ne menace pas les malades de les faire tomber de la dyspepsie dans la bradypepsie. On ne le voit pas, dans ses ouvrages, raconter des histoires de croquemitaine, et son usage, louable entre tous, est d'abord de rassurer les pauvres humains que nous sommes, de leur faire comprendre que le mal est une chose sérieuse sans doute, mais qu'on le peut éviter, supporter et mettre en fuite à la condition ne pas perdre la tête. L'accueil souriant et affable du médecin est déjà un des bienfaits de la médecine.

C'est chose précieuse, dans les fatalités que nous traversons de temps à autre, d'avoir l'encouragement d'un homme informé, attentif et bon, et c'est cette sensation de sécurité et d'espoir qui a fait un des succès de ses très utiles manuels. Toutefois il ne faudrait pas croire que le Dr Monin considère avec un égal optimisme tous nos maux, et avec la même indulgence toutes es faiblesses qui les causent.

Il est un fléau volontaire pour lequel il se montre impitoyable, et qu'il dénonce de toute son énergie. Les maladies, dans notre existence, sont de cruels contretemps, mais celui-ci, c'est l'*ennemi !* Et cet ennemi c'est l'alcoolisme.

L'eau-de-vie, dans notre société moderne, est devenue l'eau de mort. Elle a changé déjà, et changera encore bien davantage notre race sobre et valide. Paris est empoisonné d'alcool. Et quels alcools ! Les eaux-de-vie de bâtons de chaises, de tiges de bottes, de charbon de terre, de tout ce qu'on voudra, toxique effroyable qui brûle la langue, empeste à jamais l'haleine, blinde le palais et perfore l'estomac. La vitrioleuse, qui de temps en temps, comparaît devant les tribunaux pour avoir endommagé le visage et les mains de quelque Don Juan d'atelier, n'est rien auprès de cet infernal tord-boyaux, de cette liqueur sans nom. Celle-là c'est la véritable vitrioleuse de tout un peuple, et qui à la fois ronge l'intérieur et défigure l'âme.

Puis c'est l'absinthe, la *verte* (les Primitifs dans les manuscrits et dans les peintures peignaient le diable en vert !) la fée doucereuse et mauvaise, qui abat ses maléfices sur tous les sexes et sur tous les âges. A Paris, pour ne prendre que Paris, les femmes et les enfants de ceux qui s'intitulent les *travailleurs* boivent l'absinthe de six heures, l'apéritif, *sic vocatum quia portas inferi aperit*. Il faut voir ces visages amaigris et livides, ces mains peu sûres, ces yeux où plus rien ne luit que de mauvais ! L'hiver, par exemple, passer devant les assommoirs vous donne la véritable vision du pandœmonium : les boutiques flamboyantes, peinturlurées d'un rouge de sang, où tout ce peuple communie en l'empoisonnement sous les espèces de l'absinthe opaline, avec une allure fière, grave et morne.

Quelles ombres fatales s'agitent parmi ce ruissellement de lumière, de cristalleries, de zinc poli ! Quel affreux silence de ces créatures ponctué par l'appel hiératique clamé par le garçon qui commande et qui sert, sert sans relâche.

Mais si l'aspect est plus effrayant, plus fantastique l'hiver, quand les flambées trouent les brouillards et les pluies fines, en toute saison, en plein jour, vous pouvez constater l'impitoyable et méthodique invasion. N'importe quel faubourg, n'importe quelle rue populeuse vous montrera, de porte en porte, pour ainsi dire, les officines à abrutissement se multipliant. Il est des carrefours où chaque coin de rue est occupé par une chapelle, une église, une cathédrale d'alcool. Ces comparaisons ne sont point de pur pittoresque : ce sont devenues de véritables cathédrales, attirant le peuple par le luxe et la décoration comme par la célébration du rite : luxe criard de la peinture, des glaces, des céramiques voyantes. La musique même n'y manque pas, troupes permanentes de tziganes du ruisseau, ou chanteurs ambulants qui célèbrent sur le mode jovial ou sentimental tout ce qu'une race ainsi imbibée peut supporter d'idéal frelaté, d'illusions grossières ou de haines injustes.

Le tableau est extrêmement noir, j'en conviens,

mais il n'est pas chargé. L'empoisonnement est même plus complet encore que ces simples constatations ne le peuvent faire supposer. Il est double ; il se complique des infamies de la gargote, où d'innommables Locustes servent journellement à ces esclaves d'inanalysables mixtures, pour l'amusement ou le profit de quels Nérons ? Avec la somme modeste que le faubourien consacre à cette écœurante déglutition, l'on peut avoir en Allemagne, en Angleterre, en Italie un excellent et sain repas, composé de choses naturelles, de vraie viande, de légumes sans flétrissure, de bière dépourvue de buis ou de vin sorti du pressoir et non des éprouvettes.

Hélas ! que peut-on attendre d'un peuple qui a consenti à se laisser ainsi vicier jusqu'aux moelles, qui a permis que la politique fît un pacte avec la toxicologie pour le mieux asservir ? Un peuple qui n'ayant plus qu'un estomac brûlé, des veines pleines de sang bourbeux, un cerveau enfumé de vapeurs spiritueuses ? La peste, la vérole, le choléra ont été parfois de grands anéantisseurs ; mais ils n'avaient qu'un temps : ils procédaient pas frasques tourbillonnantes, par bouffées ravageuses, puis ils disparaissaient, laissant l'humanité se refaire et se préparer pour d'autres fatalités. Ici le fléau est permanent ; il fait la tache d'huile, et c'est pour cela que des hommes sages, observateurs, et nullement pessimistes pourtant, tels que l'auteur de ces *Propos*, poussent nettement ce cri d'alarme : l'alcoolisme, voilà l'ennemi !

Comme je parlais à Monin de mon intention de signaler plus particulièrement cette partie de son livre, en laissant le lecteur prendre plaisir ou profit à tous les autres chapitres si utiles ou si finement humoristiques, comme je lui disais combien j'avais été frappé de quelques promenades à travers les faubourgs alcoolisés, il me répliqua : « Mais le mal n'est pas moins terrible dans les campagnes, dans certaines provinces! Le Nord de la France, la Bretagne, la Normandie se brûleront jusqu'aux moelles, la Bretagne produit un nombre croissant et inquiétant de rachitiques et de malingreux, fils de l'alcool. »

Alors, soit, nous avons le rêve de voir dans l'avenir l'humanité tellement imprégnée d'esprit de vin ou d'esprit de bois, depuis les villes jusqu'aux campagnes, depuis la race blanche jusqu'à la race noire, qu'un jour, un imprudent, en approchant une simple allumette, fera tout disparaître dans une flambée. C'est une hypothèse comme une autre de la fin du monde.

Mais, si pourtant il était encore possible d'opposer des digues à cette marée de vitriol, si tous les efforts des honnêtes gens unis à ceux des gens de science avaient quelque vertu !... Les malades se soumettraient-ils à cette diète ? Les damnés renonceraient-ils à leur grillade ?

S'il en était ainsi, nos causeries et nos propagandes ne seraient pas vaines. Les grands médecins, ou simplement les modestes et les sérieux pourraient être, par cette seule besogne, les plus grands bienfaiteurs du temps présent. Ils tireraient à jamais la médecine des chances de discrédit où tendent à chaque instant à la faire sombrer tous les efforts des charlatans.

ARSÈNE ALEXANDRE.

# I

# PHYSIQUE ET MORAL

---

Le moral est la cause de nombreux états morbides. On conçoit aisément qu'une excitation nerveuse
habituelle, par l'irritation chronique des centres nerveux, vienne, à la longue, modifier la sensibilité
générale. Or, le système nerveux tient véritablement
les rênes de l'organisme. Si l'on songe qu'une terreur excessive, une soudaine angoisse, sont capables
d'arrêter le cœur, de suspendre la respiration, de
causer même la canitie immédiate de la chevelure ;
lorsqu'on voit le chagrin et la tristesse faire leur lit
au cancer et aux affections du cœur ; la frayeur causée
par la vue d'un cadavre provoquer cette terrible
névrose, l'épilepsie ; les déboires et le découragement,

engendrer les maladies lentes et consomptives; les passions vives, agir sur l'économie à la façon d'un poison corrosif, on comprend pourquoi il est difficile d'isoler, en médecine, ces deux éléments de l'*homo duplex*, si étroitement unis par la nature : le physique et le moral.

Personne ne conteste le rôle pathologique joué par une épine passionnelle, enfoncée dans le cerveau, pour la production des plus graves maladies du système nerveux : les névroses, la folie. Tout le monde connaît, au moins de nom, les folies religieuses qui désolèrent le moyen-âge, « ce long passé morbide, mille ans d'inhumanité » (Michelet). On se souvient encore de la terrible manie du suicide qui sévit épidémiquement, en Allemagne, après l'apparition du *Werther* de Gœthe. Les hypocondriaques ne meurent guère que d'une chose : la peur de mourir :

« *Et, propter vitam, vivendi perdere causas.* »

John Hunter succomba à une angine de poitrine, causée par la crainte de devenir hydrophobe. Il est certain que la peur joue un rôle incontestable dans l'explosion des accidents rabiques. L'hystérie succède fréquemment à un amour contrarié; la chorée ou danse de saint Guy, à une émotion vive et soudaine.

Tous ces faits s'expliquent fort bien par l'action brutale et traumatique sur les éléments nerveux. Ce qui est plus difficile à élucider, c'est la modification des humeurs elles-mêmes, sous l'influence des causes morales. L'ictère émotif en est une preuve : on a vu la jaunisse apparaître, en quelques minutes, chez des criminels écoutant la lecture de leur arrêt de mort; chez des financiers perdant subitement leur fortune ; chez des ambitieux, déçus, à l'improviste, dans leurs espérances : Qui ne sait que la tristesse et les passions dépressives amènent l'anémie ? J'ai parlé, tout à l'heure, des cheveux qui blanchissent, en quelques heures, par une violente peine morale : de ces canities soudaines, on trouvera quelques curieux exemples dans mon *Hygiène de la beauté*. La colère cause la fièvre et *chauffe le sang*, comme le dit très justement le vulgaire ; elle peut tarir le lait des nourrices et troubler l'écoulement menstruel, aux grands péril et détriment de la santé générale.

Bien que le cœur soit aujourd'hui entièrement dépossédé de son titre ancien de *centre affectif*, cet organe subit, évidemment, le contre-coup des sentiments, gais ou tristes, violents ou tendres. Il gonfle pendant l'angoisse, bondit par la joie, frémit dans l'espérance. De là à admettre l'action des causes morales pour la genèse des affections du cœur physique, il n'y a qu'un pas, et la clinique l'a, dès longtemps, franchi. Le choc moral n'engendre, d'abord, qu'un état nerveux, se traduisant par des palpitations. Celles-ci peuvent dégénérer (cela est prouvé) en hypertrophie et en maladies caractérisées de l'organe. Toutes les passions retentissent sur le système circulatoire. Un violent chagrin est un *crève-cœur*, dit le langage des proverbes. La tristesse vive, comme la joie soudaine (la joie fait peur!) amène une douleur précordiale, capable. parfois, d'aller jusqu'à l'hémorragie ou jusqu'à la syncope. Toutes les grandes passions se traduisent par de l'oppression et des battements cardiaques (vie politique, jeu, plaisirs, etc.).

Corvisart, le grand spécialiste du cœur, faisait jouer aux bouleversements sociaux un rôle immense dans la pathologie de cet organe : c'est aux émotions terribles de la période révolutionnaire qu'il rapportait la majeure partie de sa nombreuse clientèle de cardiaques. La vie politique, ses querelles, ses inquiétudes, ses soubresauts de tous les instants, ont une action néfaste sur le cœur, surtout si le politicien est naturellement congestif ou arthritique. Il serait aisé de dresser la liste lugubre des hommes d'Etat qui, même dans ces dernières années, ont succombé à l'angine de poitrine ou à des lésions cardiopathiques.

La profession médicale, émotive au premier chef, fournirait aussi, dans cet ordre d'idées, un grand nombre de victimes. Les anévrismes sont fréquents chez les acteurs : on en voit plusieurs exemples au musée anatomo-pathologique de Londres. Le cœur de Talma, conservé au musée Dupuytren, présente un remarquable cas de dilatation. Tout le monde, enfin, sait que notre Molière succomba, presque sur la

scène, à une hémoptysie foudroyante, causée probablement par une affection cardiaque.

Je n'insisterai pas longuement sur les influences
morales, considérées comme causes de troubles digestifs. Le simple souvenir d'une chose dégoûtante suffit,
parfois, pour provoquer des vomissements. Le vertige
stomacal est fréquemment lié aux efforts abusifs de
l'attention, aux préoccupations intellectuelles de tous
ordres, au travail cérébral soutenu et prolongé. La
dyspepsie est comme l'apanage des classes éclairées :
le mauvais estomac, disait Amatus Lusitanus, suit
l'homme d'études comme l'ombre suit le corps. Les
lettrés ne détournent-ils pas constamment, au profit
de l'énergie méditative, l'incitation vitale nécessaire
et destinée à leur tube digestif ? Les plus grands ennemis d'une bonne digestion sont : la contention d'esprit et l'émoi permanent des centres affectifs.

Il serait puéril de nier l'action déterminante, sur
le foie, des causes morales et notamment des perturbations dépressives, des tracas habituels, des vives
émotions... La production des coliques hépatiques,
surtout, est intimement subordonnée à l'action morale :
la science moderne explique cette liaison par la plus
grande abondance de *cholestérine* (substance des calculs
biliaires) produite par la désassimilation du tissu
nerveux. L'expression « se faire de la bile » est
donc vraie, médicalement parlant, et les expériences

d'Austin Flint n'ont fait que corroborer la vieille théorie galénique de l'*atrabile*.

Le moral agit aussi sur l'intestin : il est des *diarrhées nerveuses*, survenant par action réflexe, à la suite d'émotions morales. Voltaire a spirituellement décrit la diarrhée « des combattants » et élucidé, avec son suprême bon sens, « les rapports entre un boulet de canon et une selle ». Tous les éducateurs de la jeunesse connaissent les flux de ventre qui tracassent les jeunes gens au milieu des concours et examens : diarrhées nerveuses, *paralytiques*, débâcles des concurrents, s'expliquent comme celles des combattants. Remarquons aussi que les affections dysentériques s'attaquent plus volontiers aux armées vaincues qu'aux armées victorieuses : la victoire donne du cœur au ventre, tandis que la défaite déprime les forces vitales, met la nutrition en état d'*inhibition*, c'est-à-dire lui fait perdre toute force de résistance aux causes morbides.

C'est aussi par le vice nutritif que l'on explique l'action bien connue des chagrins prolongés, des passions tristes et concentrantes, sur l'évolution du cancer, expression quintessenciée de la perturbation nutritive. L'exemple historique le plus probant est celui de Napoléon, qui succomba à Sainte-Hélène, aux suites d'un cancer de l'estomac et du foie...

Il n'est pas jusqu'à la peau, qui ne reflète, comme un miroir, les influences nerveuses et morales ; combien de poussées d'eczémas, dues à la colère ; que de psoriasis causés par des émotions morales prolongées ! L'herpès et le zona sont aussi, fréquemment, dus à la tristesse. Les émotions vives provoquent l'acné, la couperose, l'urticaire, les érythèmes.

L'influence de l'habitude sur les états physiques fournit encore une preuve des liaisons étroites du moral et du physique. Je ne parle pas de l'assuétude aux médicaments (opium, morphine, arsenic), qui est un fait purement physique : *le mithridatisme est une vaccination.* Il en est de même de l'accoutumance au climat ou au milieu : les vidangeurs et les égoutiers fournissent à la fièvre typhoïde et au choléra le *minimum* de victimes, etc., etc.

Mais voyez l'influence de l'habitude sur le repos et le sommeil, ainsi que sur le mouvement ; voyez la gymnastique guérir cette folie des muscles qu'on nomme la chorée ; l'habitude de se présenter, à heure fixe, à la garde-robe, triompher de la constipation la plus opiniâtre ! Voyez combien les sens se suppléent ; comment, par exemple, le toucher et l'ouïe se perfectionnent, chez les aveugles ! Il n'est pas jusqu'aux habitudes morbides qui n'aient leur empire sérieux sur l'organisme et même leur profonde utilité ; ce n'est pas sans dangers que l'on supprime les ulcères et les exutoires anciens, les transpirations abondantes et autres sécrétions morbides habituelles...

***

Puissante pour provoquer certaines situations morbides, l'action morale ne l'est pas moins pour la suppression de la douleur et l'amendement de divers états pathologiques. L'influence anesthésique d'une vive passion est hors de doute : Mucius Scœvola brûle sa main dans un brasier, pour la punir d'avoir manqué Porsenna ; les martyrs chrétiens se laissent déchirer, sans plaintes, par les fauves du Colisée. On ne saurait croire combien la vanité féminine est capable d'engendrer de courage, lorsque, par la douleur, la femme espère consolider ses appas compromis, ou restaurer sa beauté chancelante. Mayor (de Lausanne) cite le fait d'une jeune femme qui eut le courage de maintenir, nuit et jour, pendant trois semaines, les deux fragments coaptés d'une fracture claviculaire, afin de pouvoir, dans la suite, se décolleter sans offrir de déformation osseuse d'aucune sorte. Le chirurgien avait dit à cette dame qu'il n'existait aucun appareil capable d'obvier, sûrement, à la défectuosité du *cal ;* il lui avait conseillé de maintenir ou de *faire maintenir* les deux fragments, et elle ne s'était fiée qu'à elle-même, en cette occurrence !

Je pourrais citer des cas analogues : des opérations graves affrontées, pour une simple raison d'orgueil ou d'esthétisme. Chacun sait aussi qu'une forte contention d'esprit, une insatiable curiosité, anni-hilent très bien la douleur. Ne voyons-nous pas souvent la culture intellectuelle augmenter, jusqu'à un certain point, la vitalité organique ? Pour moi, l'état d'esprit déplorable des malades des hôpitaux explique, en grande partie, la forte mortalité qui caractérise ces asiles de misère et de mort. L'influence du moral sur les blessures graves, sur la propagation des épidémies, est absolument évidente. La frayeur de mourir a causé bien des morts, pendant les épidémies dernières de choléra et d'influenza. Au contraire, les joyeux guérissent toujours : espérer guérir, c'est tra-vailler implicitement à sa guérison. La joie, dit Galien, donne de l'efficacité aux médicaments : « Observez les médecins qui guérissent le plus, a dit Cabanis ; vous verrez que ce sont des hommes habiles à manier, à tourner en quelque sorte, à leur gré, l'âme humaine. »

La littérature et l'art ont immortalisé le courage de Bonaparte et de Desgenettes, arrêtant, à Jaffa, les progrès de la peste, à force d'énergique suggestion mentale sur leurs soldats. Tout homme craint de mourir, a dit Rousseau : « C'est la grande loi des êtres sensibles, sans laquelle toute espèce serait bientôt détruite. » C'est cette crainte qu'il faut s'attacher à combattre, dans les maladies, à force d'habileté et de présence d'esprit. Antoine Petit raconte, dans ses *Mémoires de chirurgie*, que, pratiquant, un jour la taille, sur l'un de ses intimes amis, il vit, soudain, se déclarer une hémorragie fort inquiétante, que rien ne pouvait arrêter : « C'est fait de moi, dit l'opéré, tout mon sang fuit ; je suis perdu ! — Si peu perdu, répliqua Petit, avec un imperturbable sang-froid, que je serai, sans doute, obligé de vous saigner largement encore, ce soir ou demain matin. » C'était un pieux mensonge, dont l'action suffit à contre-balancer un choc moral funeste. L'hémorragie s'arrêta chez l'opéré exsangue (le combat finissant, dans ces cas, faute de combattants) et la guérison survint, peu après, absolue...

Voici une autre anecdote, choisie exprès d'un genre différent. Le prince de Saxe-Weimar éprouvait, tous les jours, à midi précis, les symptômes d'une fièvre intermittente, rebelle au quinquina comme à toutes autres médications. Un jour, Hufeland, son médecin (l'illustre auteur de la *Macrobiotique*), s'avisa d'avancer de deux heures l'horloge princière : le client, ne ressentant point son accès, se crut guéri, et si puissante fut l'influence de l'imagination, que les accès ne reparurent plus. De nos jours, Charcot a fait cesser, par le moyen de simples pilules de mie de pain, solennellement baptisées « pilules fulminantes », de nombreux cas de spasmes, contractures, convulsions, d'une origine nettement névropathique. Qui n'a lu l'histoire du fils de Crésus, muet de naissance, retrouvant subitement la voix, pour empêcher un meurtrier de frapper son père ? On sait que des paralytiques anciens se lèvent parfois et fuient devant un incendie.

Avant la découverte du chloroforme, lorsqu'on avait à lutter contre la douleur ou contre l'action musculaire, on avait fréquemment recours à la distraction, à l'étonnement, pour tromper l'attention du sujet. Dupuytren, désireux de réduire une luxation de l'épaule, chez une jeune et solide dame qui se raidissait inopportunément, lui dit, avec sévérité, devant toute sa famille : « Vous faites la sainte-nitouche, madame, mais, n'importe, je sais fort bien que nous n'êtes qu'une vieille soularde ! » Les bras tombèrent littéralement du corps à la pauvre femme et la tête de l'humérus put ainsi, guidée par le chirurgien, reprendre sa place normale. J'ai vu, au Val-de-Grâce, un médecin militaire faire parler un soldat qui, *depuis deux ans*, simulait la surdi-mutité, en l'accusant inopinément de lui avoir *chipé* sa montre (laissée, à dessein, par lui, sur la tablette de son lit, et adroitement subtilisée par un infirmier qui en avait reçu l'ordre secret).

L'action morale est puissante sur la force musculaire. Si la crainte abat les muscles, on sait que l'espérance les décuple, la colère les centuple. Les paralytiques marchent, en présence d'un incendie. La guérison instantanée par la foi est mise hors de doute, dans l'histoire contemporaire de la thaumaturgie, depuis le fameux diacre Pâris, jusqu'aux modernes miracles de Notre-Dame de Lourdes. L'influence de l'esprit sur le corps est surtout marquée chez les hystériques : ne voit-on pas les crises, les accès les plus graves, cesser, parfois, dans cette maladie, par la simple application du thermomètre médical, à condition, bien entendu, que la malade ignore les propriétés dévolues à cet inoffensif, mais insolite instrument ?

« Voulez-vous faire des miracles, a dit Virey : dominez l'imagination ! » *Pars sanitatis velle sanari fuit.* Il est certain que la foi du malade est le grand moteur de sa guérison. L'espoir est souvent un remède décisif très supérieur à ceux que la pharmacie fait concasser ou dissoudre ; quel malheur que l'on n'ait pas encore réussi à le mettre en potions ou en pilules ! Quel malheur, surtout, que la médecine d'aujourd'hui prenne plaisir à méconnaître la puissante influence d'un bon moral sur l'issue des maladies! Distraire le malade et réveiller en lui la joie de vivre, c'est travailler énergiquement à sa guérison. « Les joyeulx guarissent toujours », dit un profond observateur, Ambroise Paré. Avant lui, Galien avait déclaré déjà que la joie donne de l'efficacité aux médicaments. Pour moi, l'influence du moral sur les blessures graves, les grandes opérations, l'état puerpéral, etc., vaut bien celle des pansements...

Voilà ce qu'il faudrait savoir reconnaître. Assurément, tout le monde n'a pas les moyens, en présence d'un malade rendu hypocondriaque par des pertes d'argent, de libeller l'ordonnance célèbre de notre grand confrère d'un autre siècle, Bouvard : « Bon pour 30.000 livres, à prendre chez mon notaire..., » Mais il faut au malade, à défaut d'un médecin ami, une science médicale qui ne soit pas la ruine infernale de toute espérance. C'est pourquoi, j'ai toujours protesté, pour ma part, contre la diffusion, inutile et hâtive, de ces doctrines microbiennes, qui ne voient partout que contagion et contagieux. Elles exercent une influence absolument déplorable sur l'esprit des populations. C'est ainsi que le phtisique, considéré aujourd'hui presque comme un pestiféré, meurt, maintenant, le désespoir au cœur. Sevré de ces soins affectueux et tendres dont l'entourait naguère sa famille, insouciante de la contagion ; dépouillé cruellement de cette *animi consolatio*, moins illusoire peut-être que toutes les médications de sa maladie, le pauvre poitrinaire forfait, maintenant, à ses vieilles traditions, si poétiques, d'espérance et d'euphorie. Sa courte existence se trouve empoisonnée et *raccourcie encore*, par la brutalité d'une doctrine à laquelle on pardonnerait, peut-être, si son action curative, ou seulement préventive, pouvait compenser la disparition du « docteur au regard salutaire », dont parle, quelque part, Saint-Evremond !...

II


# LE CAUCHEMAR

---

Les anciens Germains croyaient que le cauchemar était dû a un démon qui, pendant le sommeil, venait s'asseoir sur la poitrine du dormeur et oppresser sa respiration. De là, l'étymologie du mot *cauchemar* (de *calcare*, fouler). En effet, dans le cauchemar, la sensation d'étouffement domine, de beaucoup, la scène pénible et les terrifiantes visions. Au moyen-âge, alors que le diable régnait en maître, les histoires *d'incubes* et de *succubes* ne furent que des interprétations de cauchemars, rendus épidémiques par l'exaltation imitative et la contagion nerveuse. Le procès de Grandier, les accusations de possession et de relations sexuelles avec le diable, ressortissent à ce phénomène, fréquemment compliqué d'hallucinations érotiques et que Pline l'ancien décrivit déjà, de son temps, sous le nom de *ludibrium fauni* : « *Incubes*, dit Ambroise Paré, sont démons transformés en hommes et ayant copulations avec sorcières; *succubes* prennent formes de femme pour lier commerce avec homme ».

Les symptômes du cauchemar sont fort variables, mais toujours extrêmement désagréables. C'est une chute d'un lieu élevé, au fond d'un précipice; ce sont les affres de l'inondation ou de l'incendie; la lutte avec des ennemis toujours supérieurs en force et en nombre. On reçoit le choc d'animaux fantastiques, s'élançant; on éprouve les angoisses et les sensations pénibles, inexprimables, d'un péril imminent, alors que la fuite ou la défense semblent impossibles et qu'on ne peut crier ni proférer même une seule parole...

Ce qui distingue surtout le cauchemar du rêve, c'est, comme je l'ai déjà dit, la sensation d'oppression et d'étouffement. Le cauchemar s'accompagne, en outre, d'un véritable délire en miniature. Il laisse parfois longtemps après le réveil, de l'anxiété nerveuse, avec battements du cœur et brisement inusité des forces. Il présente, en somme, les plus grandes analogies avec les états vésaniques, et, s'il se répète, il est, pour cette raison, d'un pronostic grave, au point de vue cérébral. Ce n'est pas que la répétition du cauchemar rende névropathe : c'est la névropathie préexistante qui crée, au contraire, cette disposition spéciale du cerveau au cauchemar.

C'est pourquoi le cauchemar est souvent héréditaire, comme l'impressionnabilité nerveuse elle-même. L'enfant, cet être qui vibre à tout, vivant joujou des nerfs, est plus particulièrement sujet aux terreurs nocturnes. Après les enfants, ce sont les femmes, puis les sujets à cérébration enfantine, que nous appelons vulgairement les *gobeurs*. La chloro-anémie et l'état fébrile, la gêne circulatoire, provoquée par les affections du cœur et des gros vaisseaux ; la gêne respiratoire, causée par l'asthme ou par la plénitude de l'estomac, constituent des causes prédisposantes fréquentes, aussi puissantes que les états nerveux (hystérie, hypocondrie) pour solliciter l'exaspération du rêve. Parfois, c'est à l'occasion de veille prolongée, d'un écart de régime, d'une mauvaise position, dorsale ou ventrale, dans le sommeil, qu'éclatera le cauchemar. Parfois, il surgira à la suite d'obstacle mécanique fonctionnel : anévrisme, gonflement des amygdales. West a observé un de ses clients, chez lequel, en dépit de tous les traitements, le cauchemar se reproduisait, chaque nuit, à heure fixe. Après l'avoir examiné attentivement, il reconnut chez lui un développement exagéré de la luette, dont la procidence, pendant la position couchée, semblait des plus capables d'angoisser la respiration. Effectivement, l'excision de l'organe débarrassa, pour toujours, le malade de ses cauchemars.

Chez les personnes nerveuses, une émotion vive, une lecture ou un spectacle fantastiques, le chagrin, le découragement, la haine, la colère, suscitent fréquemment le cauchemar. Ce dernier atteint son *summum* d'intensité dans les exaltations passionnelles violentes, causées par la perte d'un être bien aimé, les brusques revers de fortune, l'ambition déçue, la crainte de la maladie ou le simple échec de *l'amour-propre* (qui fait, comme l'a dit bien justement l'auteur des *Maximes*, plus de victimes que l'amour).

Le traitement du cauchemar lui-même consiste à réveiller le sujet et à lui faire boire une infusion chaude de feuilles d'oranger, par petites gorgées. On s'efforcera, ensuite, de faire disparaître la cause présumée du mal, afin d'en éloigner les retours. C'est ainsi que, s'il s'agit d'un enfant, on lui évitera les impressions morales vives, les lectures étranges, les histoires extraordinaires. L'enfant se couchera toujours de bonne heure : c'est une absurdité que de le conserver au milieu des jeux bruyants et de la conversation animée d'une réunion de convives. On doit, d'ailleurs, surveiller attentivement, chez l'enfant, le repas du soir, qui devrait être léger, au point de vue de la qualité et la quantité alimentaires, exempt de vin pur et d'excitants. La chambre à coucher sera spacieuse et bien aérée ; point de lit trop mou, point d'excès de couverture.

Il faut toujours s'efforcer, étant couché, de s'abandonner dans un relâchement musculaire parfait, d'éviter toute fausse position et toute cause de compression respiratoire ou nerveuse. Les pieds doivent être chauds et la tête haute. Je sais que certain auteur anglais recommandait, dernièrement, pour bien dormir, de se tapir en boule, sous les couvertures. Mais j'affirme que c'est bien là le plus sûr moyen de faciliter le cauchemar. Non seulement la respiration ne doit pas être confinée ainsi ; mais on interdira les alcôves et les rideaux, et l'on favorisera, par tous les tirages possibles, l'expulsion de ces déchets respiratoires, si nuisibles dans la plupart des chambres à coucher modernes, qui représentent de véritables égouts aériens...

Le lit doit être disposé en plan incliné. Quant à l'élévation de la tête, elle variera, selon le tempérament : les anémiques dormiront la tête basse, et les pléthoriques, la tête haute. On diminuera aisément l'excitabilité de l'encéphale, par le secours des bains tièdes, des toniques généraux et des antispasmodiques (comme le bromure et la valériane). On combattra les vers chez les enfants, les irrégularités mensuelles chez les jeunes filles. On interdira toujours le thé et le café. Le décubitus sur le côté droit sera recommandé, s'il y a tendance aux palpitations ; sur le côté gauche, si le foie est congestionné par des troubles digestifs habituels. Il importe toujours (soit dit en passant) d'observer attentivement l'estomac et de guérir surtout ces états de dyspepsie flatulente (si communs à notre époque) qui se traduisent par la stagnation alimentaire, les fermentations gastro-intestinales et la dilatation habituelle de l'estomac.

Enfin, l'on devra s'efforcer de neutraliser, le plus possible, l'action des causes morales, si importantes dans la genèse du cauchemar. Le raisonnement persuasif d'un conseiller influent peut, jusqu'à un certain point, abriter le sujet contre le *tœdium vitæ*, le mettre en garde contre les dangers d'une mauvaise hygiène et contre les excès passionnels. Le médecin, surtout, est puissant, pour éloigner, chez certains malades ou nosophobes, les idées de découragement et de désespoir. Malheureusement, la médecine contemporaine a quelque peu désappris ces *animi solatia*, pourtant supérieurs, comme efficacité, aux plus beaux fleurons de sa couronne scientifique ! Et, il faut bien le dire, malades et maladies se ressentent, aujourd'hui, de ce délaissement, de cette indifférence, si contraires à l'éternelle mission de l'art de guérir, qui est aussi celui de consoler.

# III

# LES STIGMATES D'IDENTITÉ

———

La médecine judiciaire a fait, de nos jours, de réels progrès, pour la détermination de l'individualité, si fréquemment contestée ou dissimulée, des délinquants; et chacun sait, aujourd'hui, par notre reportage journalier, la manière dont fonctionne le service d'anthropométrie de la préfecture de police, sous l'habile direction de M. A. Bertillon. L'identité se détermine par l'âge, le sexe, la taille, le poids, les mensurations, l'examen du système dentaire, des cheveux, des ongles, l'expression faciale, la démarche, l'attitude, les tatouages et cicatrices variés, etc.

La profession d'un inculpé peut être connue à l'aide des divers stigmates que laisse le travail sur la peau des mains, et notamment sur la main droite. C'est ainsi que les épaississements et callosités épidermiques sont très saillantes et très dures chez les ouvriers à marteau (tailleurs de pierres), joueurs d'orgues, tourneurs, menuisiers, cardeurs de matelas. Les buandiers, blanchisseurs, boulangers, présentent des crevasses ; les ongles sont plus ou moins détruits chez les nacrières, les polisseuses. Les corroyeurs, boyaudiers, écaleuses de noix, teinturiers, ébénistes, blanchisseurs, présentent aux mains des changements de coloration caractéristiques. Les doigts sont déformés chez les cordonniers, fleuristes, bijoutiers, repasseuses, etc... Nous avons décrit, du reste (dans notre ouvrage sur l'*Hygiène du travail*), la plupart de ces stigmates professionnels, dont on utilise couramment les données précises, pour les expertises quotidiennes de la médecine légale.

Il est un signe, auquel la police a recours constamment, pour savoir si une femme vit de la prostitution ou (comme elle l'affirme toujours) de son travail : l'index gauche est profondément marqué de noires et rugueuses piqûres, chez celles qui manient un peu habituellement l'aiguille. La dentellière a l'ongle de l'index droit très court, pour ne pas briser son fil en le distribuant, tandis que celui de l'index gauche est très long, afin de retirer les épingles autour desquelles se fixe son travail. L'écrivain possède un durillon à la phalangette du petit doigt de la main droite, qui frotte et presse constamment sur le papier. La fleuriste, qui roule une tige entre l'index et le pouce gauches, possède aussi des stigmates professionnels caractéristiques.

Le graveur a la marque de son burin ; l'horloger a l'ongle du pouce droit épaissi et écaillé, par suite de l'ouverture fréquente des montres ; le relieur, le tailleur d'habits, le serrurier, présentent aussi des lésions manuelles caractéristiques, qu'il serait trop long de décrire en détail. Tous les jours, un chercheur apporte une contribution nouvelle à cette étude si intéressante des stigmates du travail ; dernièrement, un médecin de Lyon, dont le nom nous échappe, signalait une bourse séreuse caractéristique chez les cochers de tramways ; le docteur Alezais étudiait, dans *Marseille médical*, les ouvriers employés à la fabrication des pianos. Il paraît que les finisseurs de claviers et les fabricants de cordes et de têtes de marteau présentent certains caractères remarquables ; malheureusement pour la médecine légale, ces caractères sont peu persistants et ne sauraient être utilisés, dès que l'ouvrier a suspendu son travail depuis quelque temps. Ce sont là lésions superficielles ; mais la plupart de celles que nous avons antérieurement énumérées sont assez profondes et persistantes. Cela est encore plus vrai, lorsqu'il s'agit de l'hypertrophie de certains muscles : muscles du mollet chez la danseuse ; muscles de l'épaule chez le portefaix, le porteur d'eau ; voussure de la poitrine et claudication chez les tailleurs ; varices, chez les artisans qui travaillent debout ; hygroma prérotulien chez ceux qui travaillent à genoux, etc.

L'usure spéciale des dents chez les fumeurs ; les

lésions diverses des ouvriers en plomb, peuvent aussi servir utilement la justice, lorsqu'elle se trouve aidée d'un expert compétent. Mais c'est surtout la peau, bien étudiée, qui fournit le plus de renseignements. L'un de nos confrères américains (on sait que la pathologie cutanée est très avancée aux États-Unis), le docteur Leslie-Foley, groupait récemment un certain nombre de ces renseignements dans l'excellent *Journal of cutaneous diseases*. Les militaires et les marins, exposés aux variations de l'air, ont, dit-il, la peau épaisse et la face bronzée, couverte de taches de rousseur et de rougeurs acnéiques : leurs dents sont tombées. Les acteurs, qui abusent du maquillage, ont souvent le visage abîmé par les dermatoses. Les épiciers, pharmaciens et chimistes, présentent, aux mains, une sorte d'eczéma artificiel causé par le maniement des substances irritantes. C'est ce que, depuis longtemps, nous avons décrit, en France, sous le vocable pittoresque de *gale des épiciers*.

Les domestiques... (en Amérique !) ont, comme stigmates, ceux qui dérivent de la malpropreté ; les voyageurs de commerce sont sujets (toujours en Amérique !) à la gale, aux *pediculi*, aux affections vénériennes. Les agriculteurs et les jardiniers sont victimes de l'érythème solaire, les bouchers ont des furoncles et anthrax. Les manieurs de cuivre ont les cheveux verts ; ceux qui travaillent au cobalt, les cheveux bleus. Les ouvriers qui manipulent continuellement le charbon (mineurs, chauffeurs, mécaniciens) offrent fréquemment de petites particules de charbon incrustées dans le derme ; elles prennent l'aspect bleuâtre des brûlures par la poudre. Les ouvriers qui manient l'arsenic, le mercure, le bichromate de potasse, présentent diverses éruptions : ces derniers sont sujets également à la perforation de la cloison nasale...

On voit, d'après cette énumération très écourtée, que chaque profession a, pour ainsi dire, son stigmate particulier, plus ou moins indélébile. L'homme est, comme l'a dit H. Spencer (après Lamarck et Darwin), la créature de son milieu ; et la fonction fait l'organe. On comprend donc l'importance qu'il y a, pour l'expert, à reconnaître ces sortes de *brevets*, s'il veut être à même de faire poids, dans cette balance des probabilités que l'on appelle la médecine judiciaire. Tout est relatif : voilà le seul principe absolu ; et c'est sur ce principe que le médecin légiste devra surtout s'appuyer pour remplir sa tâche délicate. Mais, avant d'émettre une opinion motivée, d'où dépendra le sort d'un homme, il a le devoir de s'entourer de tous les enseignements que lui fournissent l'anthropométrie et l'hygiène des professions. C'est ainsi, et seulement ainsi, qu'il servira dignement cette assurance mutuelle que les hommes ont contractée les uns contre les autres en inventant le Code civil et le Code pénal.

Je ne saurais donc mieux terminer cette causerie que par un vœu énergique en faveur de l'extension des méthodes anthropométriques. Si l'on songe à l'in-suffisance ridicule du signalement inscrit sur les pas-seports, livrets militaires, permis de chasse, etc. et à l'impossibilité, à l'aide de ces signalements, de démon-trer une identité véritable; si, d'autre part, on con-sidère la facilité qu'ont les malfaiteurs à s'emparer de pièces ne leur appartenant pas et à se créer ainsi un faux état-civil, on partagera bientôt l'avis de la nécessité des mensurations scientifiques. Il faut aban-donner, complètement et sans retour, l'ancien signa-lement usité pour les pièces officielles (visage rond, bouche moyenne, nez droit, front ordinaire, yeux gris, menton pointu, etc.) pour recourir au signale-ment anthropométrique, le seul véritablement exact et scientifique. C'est ainsi, et seulement ainsi, que l'on pourra se mettre à l'abri de ces déplorables erreurs policières et judiciaires, corollaires naturels de l'insuffisance signalétique. N'est-il pas, d'ailleurs, de l'intérêt de tout citoyen honnête de pouvoir, d'une manière indiscutable, établir, s'il en est besoin, son identité?

La découverte (essentiellement française) de l'an-thropométrie, procède d'un axiome fort simple : aucun homme n'est exactement semblable à un autre. On observe, en effet, que les individualités les plus ana-logues par l'apparence possèdent des différences sen-sibles, fondamentales, *immuables* (ce qui est impor-tant) et d'un contrôle, en somme, facile, condition également capitale pour la pratique. Au service d'identification de la préfecture de police, l'opération totale du *signalement*, bien que très méthodique (et peut-être *parce que*), excède rarement cinq minutes.

Mais c'est le classement adopté par le chef de service pour ses centaines de mille fiches, qui est la partie la plus étonnante et la plus ingénieuse du système. Il serait trop long de l'énumérer ici. Qu'il me suffise de rappeler que l'opération de la reconnaissance d'un *client* s'effectue par l'élimination successive des divers chiffres de mensurations organiques, celles-ci étant, bien entendu, minutieuses comme il convient.

L'étude des mains, des yeux, de la face (oreille surtout) est fort attrayante, ne résidant pas entièrement dans de sèches mensurations. Les plus fines ressources de la photographie sont aussi mises à contribution pour détailler la vérité, en quelque sorte, et fournir de véritables « portraits parlants », à l'aide desquels on retrouve, assez aisément, des criminels en fuite. Mais il va sans dire que ce sont toujours les mensurations qui constituent le côté rigoureusement scientifique de l'anthropométrie, c'est-à-dire le plus utile pour l'identification absolue d'un sujet.

Quant aux résultats obtenus, chacun les connaît et les admire. Aujourd'hui, on découvre la plupart des récidivistes masqués sous de faux noms : de là, abréviation et économie des frais d'instruction. Le jour où le service sera complètement international, il n'y aura plus d'*asile* pour le criminel, mais plus d'erreurs, non plus, sur la personne. L'histoire du « courrier de Lyon » sera de la préhistoire !

IV

# LA MUSIQUE EN MÉDECINE

—

A notre époque, si fertile en affections nerveuses, la musique, bien maniée, semble appelée, pour beaucoup de bons esprits, à pouvoir jouer un rôle important comme adjuvant des médications et de l'hygiène des névropathes. Non seulement l'homme, mais encore la plupart des animaux sont fort sensibles à la musique, qui possède, le plus ordinairement, sur eux, une heureuse influence. C'est l'opinion qu'exprime, avec une exagération bien orientale, le proverbe arabe assurant que « les chants des bergers engraissent les bestiaux ». Parmi les mammifères, les chevaux et les éléphants surtout sont extrêmement friands de musique. On constate aussi ce goût musical chez de très petits animaux, l'araignée, par exemple : mais ne serait-ce pas, simplement, la conséquence de l'exquise sensibilité de cette bestiole aux vibrations en général ?

Récamier accordait à la musique militaire principalement une influence tonique et digestive de premier ordre. Le docteur Véron remarquait aussi combien l'estomac possède d'affinité pour le rythme et l'harmonie : « L'ouverture de la *Gazza ladra*, dit-il, qui débute par un roulement de tambour, m'allège instantanément la digestion, et le *Caïd*, où la partie tambour joue un si grand rôle, me fait l'effet du meilleur thé. » Il est incontestable que la musique mélodique, les marches et les danses, conviennent presque toujours aux dyspeptiques neurasthéniques : dérivative des maux de tête et de l'insomnie, cette musique renouvelle, en quelque sorte, la sensibilité. Les énergiques accents des cuivres ne redonnent-ils pas la vigueur musculaire au soldat affaibli par les marches forcées ? ne décuplent-ils pas la vigueur vacillante de la jeune fille attirée par le plaisir de la danse ? Il est difficile, du reste, d'expliquer exactement ces effets physiologiques, qui se passent dans l'intimité de nos cellules nerveuses, y suscitent des ébranlements salutaires prestigieux et favorisent au plus haut point l'expansion de tout l'organisme. On a, toutefois, remarqué (et cette remarque me semble juste), que les tonalités aiguës agissent plutôt sur les parties supérieures du corps, tandis que les tonalités graves impressionnent plutôt le ventre et le bas-ventre.

Les aliénistes ont, depuis longtemps déjà, reconnu les effets curatifs encourageants de la musique sur les maniaques. C'est en France, au commencement du siècle, que l'on a, pour la première fois, tiré systématiquement parti de ces utiles propriétés en créant un chœur à l'asile départemental de Rouen. Plus tard, Esquirol et Leuret organisèrent à Bicêtre et à la Salpêtrière des représentations lyriques et imaginèrent des recueils de chants à l'usage des aliénés. Depuis cette époque, les deux grands asiles de la démence possèdent des concerts périodiques, auxquels les plus célèbres artistes ne craignent pas de prêter leur concours généreux. Ces concerts (tous les observateurs ont pu le remarquer) ont les plus avantageux résultats sur le moral des infortunés pensionnaires de nos asiles.

Un spécialiste américain, Blumer, a, récemment, perfectionné ce traitement musical de la folie, en choisissant, pour sa maison de santé, des gardiens mélomanes, avec mission d'organiser, dans les différentes divisions, des concerts hebdomadaires. Blumer se loue surtout de ce traitement pour les déments mélancoliques : la musique, qui détourne le cours infernal de leurs funèbres pensées, modifie leurs idées tristes, illusionne leurs sens assoupis, excite en eux le mouvement nutritif languide, par l'accélération des battements du cœur et de l'amplitude respiratoire.

Il s'agit là d'une action réflexe inconsciente, se traduisant par la dilatation des vaisseaux artériels et l'augmentation circulatoire, consécutive de l'ondée sanguine. Un esprit génial, Berlioz, bien qu'étranger aux connaissances médicales, a fort bien compris et décrit de main de maître cette agitation, étrangement violente, que la musique provoque sur la circulation du sang.

Le système nerveux des épileptiques et des hystériques s'accorde et s'adoucit, en général, par les harmonies musicales, qui régularisent heureusement la vie psychique, calment les souffrances morales et l'insomnie, versant l'analgésie, en même temps que l'oubli, sur les centres nerveux les plus endoloris et les plus morbides. Voyez, dans les concerts de Bicètre et de la Salpêtrière, cette expression indicible de candide bien-être, s'épandant sur les physionomies les plus attristées ! Si les applications de la musique à la cure des affections mentales ne sont pas très anciennes, la conception elle-même n'en est pas neuve : elle se retrouve dans Cicéron, dans Celse, dans Montaigne, qui déclarent tous que la diversion musicale est le remède le plus puissant à diriger contre les maladies de l'esprit : c'est le luth de David délivrant Saül de ses possessions, etc....

Les divers modes de musique ont, assurément, une action thérapeutique très différente, qu'il serait long et fastidieux de développer. Le chant humain est, par dessus tout, la musique la plus susceptible d'aller au cœur : les accords mélodiques et caressants de cet art divin ont, mille fois, modifié la sensibilité passionnelle et maladive. Le basson dispose à la tristesse ;

le hautbois, à la gaieté plaintive et sentimentale ; l'orgue, au recueillement. Est-il un plus puissant sédatif des douleurs morales que la musique d'église ? Aucune religion, d'ailleurs, ne méconnaît les sérieux appuis que lui prête l'harmonie musicale, avec ses vibrations et ses tressaillements. Lorsque le sujet devient « tout oreilles », les centres nerveux ne tardent pas à commander aux vaso-moteurs d'avoir à dilater les vaisseaux sanguins : de là, augmentation de l'activité circulatoire et, par suite, accroissement de la chaleur animale et de la nutrition organique.

Un confrère américain, le docteur Warthin, a, récemment, expérimenté les effets physiologiques produits par la musique à la mode, celle de Wagner. Il a noté une tension et une plénitude inusitées du pouls et une accélération remarquable des mouvements respiratoires. Sur un sujet préalablement hypnotisé, la « Chevauchée des walkyries » provoque la sensation d'une course furieuse à travers l'espace ; le motif du « Walhalla », une sensation de grandeur et de calme sublimes. Quant à l'accusation d'exciter l'érotisme, accusation fréquemment portée, comme on sait, contre la musique de Wagner (notamment en ce qui concerne certains passages de la *Walkyrie* et de *Tristan et Yseult*), M. Warthin l'envisage comme erronée. Pour ma part, je crois, après enquête, que, le plus souvent, l'action de la musique d'orchestration serait plutôt calmante et sédative sur le sens génésique.

# LE SUICIDE

—

Fréquemment, lorsque nous consultons les bulletins de la statistique démographique, nous remarquons le chiffre élevé, sans cesse croissant, du suicide, ce triste symptôme de vieillesse sociale, cette maladie parasitaire de toute civilisation. Quelles causes assigner à une aussi progressive augmentation de la mort volontaire, qui n'épargne plus aucun âge, aucun sexe, aucune condition sociale ? La misère, le jeu et l'alcool sont les trois facteurs du suicide le plus fréquemment coupables. La contagion nerveuse ou par *imitation* est le *processus* par lequel le suicide tend à se propager, de plus en plus, à la manière d'une inquiétante épidémie. Cette propagation est, d'ailleurs, parallèle à l'augmentation incessante de l'irritabilité mentale, héréditaire ou acquise, sur laquelle j'ai, pour ma part, insisté au cours de mon ouvrage : « Misères Nerveuses », auquel je renvoie les intéressés.

L'automatisme de l'hérédité se retrouve facilement, dans les conditions obsédantes et aveugles qu'affecte le suicide. Dans une même famille, c'est au même âge et de la même manière que la mort volontaire se produit, fatale et maniaque. Mais, même pour le suicide raisonné et réfléchi, le mode de réalisation peut varier à l'infini, suivant les conditions matérielles et sociales : les soldats se tirent un coup de fusil dans l'abdomen ; les financiers se brûlent la cervelle ; les campagnards, les voituriers se pendent ; les femmes amoureuses se noient ou s'asphyxient par le charbon ; les bergers s'étranglent ; les mendiants se noient ; les hypocondriaques se laissent mourir de faim, etc... L'Anglais se coupe le cou ; l'Irlandais s'empoisonne ; le Parisien s'asphyxie par l'oxyde de carbone ; l'Italien se précipite d'un lieu élevé.

P. Moreau, de Tours, a colligé ainsi un certain nombre de suicides étranges, perpétrés d'avance, avec raffinement, par des individus le plus souvent sains d'esprit. C'est l'anarchiste Lingg, de Chicago, se plaçant dans la bouche une cartouche de dynamite, pour échapper à une condamnation à mort. C'est un Chinois, qui se pend la tête en bas. Ce sont un lieutenant d'artillerie et un sous-chef artificier qui se suicident, à quelques mois de distance, par le moyen du canon ! Il faut, d'ailleurs, remarquer que, dans le mode professionnel de mort volontaire, l'imitation est de règle, surtout lorsque les journaux ont relaté méticuleusement le procédé employé. Esquirol avait déjà fait observer que les perruquiers se coupent la gorge avec leur rasoir, que les cordonniers s'ouvrent le ventre à coups de tranchet, que les graveurs se frappent la poitrine à coups de burin, pendant que les blanchisseuses s'empoisonnent par la potasse et l'eau de javelle.

Il est très dangereux de raconter, devant un enfant ou une personne faible d'esprit, les péripéties d'un suicide. Un enfant de douze ans, ayant entendu narrer la mort volontaire d'un ouvrier, se tirant dans la tête un coup d'un de ces petits canons en cuivre qui servent de jouets, s'écria, devant ses parents : « Tiens ! c'est une idée ; je ferai comme lui. » Peu de jours après, on le trouva mort de cette manière : il laissait même un papier expliquant sa fin à ses parents, qui n'avaient attaché aucune importance aux propos de leur enfant.

On a peine à croire aux suicides étranges relatés par Moreau : métallurgiste s'écrasant sous un marteau-pilon ; forgeron se broyant la tête au moyen de son enclume ; étudiant en médecine s'arrachant le cœur avec son scalpel ; chapelier s'enfonçant jusqu'au cou un chapeau de soie très étroit ; noble lady se brûlant vive, en mettant le feu volontairement à son peignoir. Ici, nous entrons dans le domaine de la folie pure, et l'étrangeté des suicides s'explique assez bien par l'incohérence du délire des malheureux aliénés. L'histoire de Michel Lovat, ce cordonnier vénitien, se crucifiant lui-même à la façade de sa maison, fait pendant à celle d'un autre aliéné religieux se guillotinant lui-même. On voit aussi des malheureux se tuant avec des tisonniers rougis au feu, se jetant dans des fours de boulangers ou encore s'imprégnant de pétrole et s'allumant tout vifs.

Ce qui rend compte, en partie, de ces morts bizarres, c'est l'état d'insensibilité qui accompagne la plupart des névropathies et permet ainsi aux fous d'affronter, sans plaintes, la barbarie des supplices volontaires les plus atroces. Le 29 décembre 1887, pendant une représentation au théâtre de Carthagène, un spectateur des fauteuils se suicida en s'introduisant dans la bouche une cartouche explosible. La tête sauta en mille morceaux, blessant à la tête et aux mains une jeune fille voisine du suicidé. En dehors même de la folie confirmée, une idée fixe est, du reste, capable de soutenir le courage et d'entraîner l'anesthésie. Qui ne sait comment les martyrs chrétiens marchaient au supplice, le sourire aux lèvres et la joie dans les yeux ? Ils étaient insensibilisés par la foi, qui est encore le moins infidèle de tous les anesthésiques.

Avant la découverte admirable du chloroforme, les chirurgiens voyaient, fréquemment, leurs opérés, mus par une exaltation d'amour-propre ou par une religiosité rare aujourd'hui, ne pousser ni un cri, ni une plainte, au milieu des plus cruelles souffrances opératoires. Il est vrai que, d'après Percy, la Nature se vengeait, d'ordinaire, de cette victoire remportée sur elle. Comprimée, la douleur causait la mort des opérés, au point que les chirurgiens en étaient arrivés à solliciter les cris des malades, comme les accoucheurs sollicitent les plaintes de leurs clientes en travail... (1).

(1) Voir : *D<sup>r</sup> E. Monin*, Les remèdes qui guérissent (La Médication anesthésique).

VI

# LE BÉGAIEMENT

———

La parole a sur les destinées humaines une influence tellement prépondérante que rien n'est plus
lamentable, plus décourageant que la privation du
libre usage de cette faculté. Parmi les troubles du
langage susceptibles de traitement rationnel et de
guérison, figure, en première ligne, le bégaiement.
Cette infirmité nerveuse du langage, consistant dans
un vice de prononciation, est, d'ailleurs, connue de
toute antiquité. On dit même que le mot *bégaiement*
vient du nom d'un ancien roi de Lydie, Battos, qui
était affligé de ces troubles de la parole. Je crois
plutôt, pour ma part, que l'étymologie est sanscrite
de *be*, mal, et *vac*, parler). Quoi qu'il en soit, l'histoire enregistre les noms de bègues célèbres : Esope,

Démosthène, Virgile, Louis-le-Bègue, Malherbe, Louis XIII, le poète Racan, Eric, roi de Suède, Boissy d'Anglas, surnommé l'orateur ba-be-bi-bo-bu, Camille Desmoulins, le peintre David, etc., etc. Le bègue le plus célèbre, sans contredit, fut Moïse, qui ne marchait jamais sans son beau-frère Aaron, chargé de porter la parole aux tribus. La Bible fait même dire à Moïse : « Depuis que, Seigneur Dieu, vous avez commencé à parler à votre serviteur, sa langue est devenue plus épaisse et plus paresseuse : *Impeditioris sum linguae, ex quo locutus es ad servum tuum.* »

Rien n'est plus juste que cette étiologie biblique. Le bégaiement est engendré par toutes les émotions violentes, accidents, terreurs soudaines. C'est ainsi qu'en Russie le bégaiement est très commun, à cause de la fréquence des incendies. La France possède environ 1,300,000 bègues, chiffre respectable ; tous les ans, mille conscrits sont exemptés du service militaire pour bégaiement. Ce vice de langage est surtout fréquent dans le Midi : c'est ainsi que, pendant que la Seine comprend à peine 1 bègue pour 1,000, les Bouches-du-Rhône (où notre belle langue française subit les légendaires tortures de l'*assent*) en possède plus de 15. Le bégaiement, résultat ordinaire de l'ébranlement nerveux, suit la marche ascendante du nervosisme et tend, par conséquent, à augmenter dans tous les pays civilisés.

D'après le D^r Chervin (1), qui a consacré sa vie à l'étude de la phonation et de ses anomalies, les signes du bégaiement vrai sont au nombre de quatre : début dans l'enfance ; troubles respiratoires plus ou moins marqués; intermittence ; disparition totale dans le chant. Le bégaiement débute, presque toujours, de 3 à 7 ans, rarement plus tard ; pour ainsi dire jamais après la puberté. Ce qu'on observe chez les adultes, c'est plutôt le *bredouillement* professionnel (ecclésiastiques, etc.). Infiniment plus rare chez les petites filles que chez les petits garçons, le bégaiement s'accompagne ordinairement de grimaces, de mouvements choréiques des membres, et toujours de troubles et d'irrégularités dans le rythme respiratoire, qui devient gêné, haletant, essoufflé, entrecoupé. Les influences morales, l'intimidation, la colère, exagèrent considérablement cette infirmité, qui s'atténue toujours pendant la lecture et disparaît constamment pendant le chant.

Tous les procédés de traitement, et principalement les opérations chirurgicales (si malheureusement en honneur il y a une cinquantaine d'années), sont aujourd'hui éclipsés par les succès de la méthode Chervin, la seule véritablement rationnelle et scientifique, basée qu'elle est sur l'observation minutieuse des phénomènes physiologiques de la phonation. Elle

(1) Voir son livre du *Bégaiement* (Société d'Editions scientifiques).

apprend au bègue à respirer, ou plutôt à utiliser sa respiration, en vue de la parole; elle rétablit le jeu normal de son appareil phonateur et articulateur, par le moyen de plus de 300 exercices appropriés, lentement pratiqués et basés tous sur la servile imitation du professeur. La durée totale du traitement ne dépasse pas trois semaines. Pendant la première semaine, l'élève est astreint, en dehors de ses exercices, à un silence rigoureux, calmant et sédatif de la pensée. Par ce silence, en effet, l'élève oublie son bégaiement et perd jusqu'à la mémoire même de la manière dont il bégayait.

Après les trois semaines consacrées au traitement, l'élève est considéré comme un *convalescent*, auquel le professeur laisse une sorte de catéchisme de persévérance capable de consolider sa guérison. Cet abandon de l'élève à lui-même est indispensable, dès qu'il a été saturé de la méthode, et cette saturation n'exige jamais que vingt jours. C'est à l'ex-bègue à se mettre ensuite, de lui-même, à l'abri des rechutes et des récidives. L'orthophoniste (orthopédiste de la langue) lui enseigne une respiration précise, une tenue calme et immobile, le regard fixement assuré sur l'interlocuteur. Il dresse le bègue à la gymnastique vocale, lui enseigne à filer un son, à lier lentement les voyelles, à marquer sagement, en imitant, pas à pas, son professeur, une syllabation claire et dépourvue de toute saccade.

Qu'est-ce, en somme, que le bégaiement ? Une sorte de danse de saint Guy des organes vocaux. Or la gymnastique médicale n'est-elle pas le meilleur, le seul remède applicable à la chorée ? Chervin a eu le mérite génial de percevoir ces rapports, de remonter à la cause du bégaiement et d'appliquer, en résumé, la gymnastique respiratoire et vocale comme mode de traitement. Le bègue, encouragé par ses rapides progrès, nourrit l'espoir d'être bientôt débarrassé de son infirmité, et l'espoir, vous le savez, est une grande force thérapeutique, un levier vital de premier ordre.

C'est pourquoi, livré à lui-même, l'élève travaille, pour éviter toute rechute et ne tarde pas à parler couramment, sans vice de prononciation, souvent avec plus d'expression et de rythme dans les mots et dans les phrases que n'en présentent les jeunes gens n'ayant jamais eu besoin d'orthophoniste. Tels sont les résultats de la méthode ; ils ont été, d'ailleurs, reconnus de longue date et souventes fois encouragés par l'Académie de médecine et par tous les corps savants. Le lecteur soucieux des détails de la question peut, du reste, se reporter au petit livre que vient de publier l'*Encyclopédie médicale* éditée par les soins de la Société d'éditions scientifiques.

Un mot encore, pour terminer, au sujet des divisions, congénitales ou acquises, du voile du palais ou de la voûte palatine. On sait combien ces lésions gênent et altèrent la prononciation des mots, combien elles nuisent à la voix et entretiennent de troubles phonateurs : un langage inarticulé, nasonné, déformé, dont presque toutes les consonnes sont absentes, voilà ce qu'on observe ordinairement ; c'est la conséquence vocale de la béance palatine, une voix ridicule, incompréhensible. Lorsqu'une opération chirurgicale est possible, il faut toujours la pratiquer, si toutefois le sujet n'est pas trop jeune. Il y a avantage à opérer entre huit et dix ans ; tous les spécialistes le reconnaissent.

Lorsque les opérations sont impossibles ou que leurs résultats sont incomplets, on peut encore recourir à des appareils prothétiques : l'art en fait d'absolument remarquables. Mais, dans l'un et l'autre cas, il faut recourir à l'éducation du langage, si l'on veut augmenter à leur *maximum* les bénéfices de la restauration palatine. C'est encore à la méthode orthophonique que l'on devra, ici, les meilleures guérisons, et, si la chirurgie du palais est souvent décourageante et discréditée dans ses résultats, c'est (j'en ai la conviction sincère) qu'on a trop négligé l'orthophonie post-opératoire, précieuse lorsqu'elle est méthodiquement entreprise sous la direction d'un professeur compétent. Pour moi, le chirurgien capable de négliger cette suite indispensable de son intervention ressemblerait assez à l'opérateur assez fou pour se désintéresser des pansements consécutifs à son acte opératoire.

VII

# CLIMATS ET VÊTEMENTS

Le climat est la formule météorologique d'un pays. C'est l'ensemble des variations atmosphériqnes affectant nos organes de manière sensible (Humboldt). La température, le degré d'humidité, la pression atmosphérique, l'état de l'air, calme ou agité par les vents, la tension électrique, la transparence plus ou moins sereine du ciel (luminosité); tels sont, par ordre d'importance, les principaux éléments constitutifs du climat, dont le thermomètre et le pluviomètre sont les mensurateurs les plus renseignés.

Le climat tempéré, constant, idéal, n'existe qu'à l'état de rêve. Chaque saison offrira, par son retour, ses indications particulières pour les malades et les gens faibles, condamnés ainsi à un exode permanent. C'est ainsi qu'on voit nombre de valétudinaires riches passer, périodiquement, les hivers en Égypte, les printemps à Naples ou à Nice, les automnes à Biarritz ou à Montreux et les étés dans l'Europe centrale. Ils réussissent généralement ainsi à éviter les trop grands écarts de température et à n'avoir que le *minimum* d'humidité durant les mauvaises saisons.

Les vents, les brouillards, et surtout la neige et la pluie constituent les trois grandes causes de refroidissements, pour les arthritiques et les poitrinaires, qui sont les valétudinaires les plus nombreux et les plus prompts à s'expatrier. On recherche surtout, aujourd'hui, les localités les mieux abritées contre le vent, afin d'échapper aux variations thermohygrométriques brutales et de fuir les poussières, provocatrices de l'oppression et de la toux.

La médication par le climat est la médication hygiénique par excellence. Elle fortifie contre les influences extérieures l'économie défaillante. A la fois préventive et curative, elle arme les faibles pour la lutte vitale ; elle donne du ressort à des organes qui succomberaient promptement aux brutales secousses d'éléments météoriques contraires, dans un milieu aérien hostile. C'est fréquemment en persistant dans un climat antagoniste que les malades consomment la rupture de cet équilibre instable où vivent tous les sujets en état d'amoindrissement vital et de misère physiologique, c'est-à-dire d'imminence morbide permanente.

Changer de climat, c'est renaître à une nouvelle vie.

Le séjour au grand air, inséparable de la cure de tout mal chronique, ne saurait s'effectuer que sous certaines conditions de chaleur relative et d'abri parfait, afin que l'excitation produite ne dépasse point l'action tonique et que l'aguerrissement du champ respiratoire ne puisse offrir aucun péril.

La mer et la montagne constituent les deux grands modificateurs en matière de climat. Les stations de montagne, si justement à la mode aujourd'hui comme *cures d'air*, rendent aux phthisiques et aux rhumatisants d'immenses services, à la condition qu'ils se précautionnent contre les refroidissements. Les névrosés et les anémiques, les dyspeptiques et la légion pâle des candidats à la tuberculose se métamorphosent promptement dans l'air raréfié, qui fait sortir la nutrition de sa torpeur en lui donnant un véritable coup de fouet.

Naguère, on saignait, souvent avec succès, les chlorotiques; eh bien, les altitudes déterminent une véritable saignée interne, sans effusion de sang (Viault). Toniques et sédatives à la fois, les cures de montagnes ont sur le climat marin cette précieuse supériorité qu'on peut les appliquer aux malades en état de faiblesse irritable, à ceux qu'on ne saurait calmer sans débilitation ou tonifier sans fièvre, sans inflammation.

Contre les intempéries atmosphériques, nous possédons un abri naturel et direct dans le vêtement (*applicata* des anciens hygiénistes). Je voudrais exposer, en deux mots, les vrais éléments d'une bonne hygiène vestimentaire.

Le vêtement salubre doit être un protecteur, un isolant, qui s'oppose à la fois à l'émission du calorique corporel en hiver et, en été, à l'absorption du calorique extérieur. Le vêtement doit, en outre, non seulement ne pas s'opposer au bon fonctionnement de la peau, mais exciter celle-ci dans une certaine mesure. C'est ainsi que le tricot de laine à larges trames ou le jersey de coton épais et spongieux sont bien préférables aux tissus de flanelle feutrés ou aux chemises de toile, soie et coton, serrées de mailles.

Le contact de la laine a l'avantage de développer une sorte de stimulation électrique et vasculaire de la peau, qui entretient la circulation périphérique du corps, éminemment décongestive des viscères et des organes internes. L'élasticité naturelle du tricot l'empêche de s'appliquer trop étroitement sur la peau et permet ainsi l'emmagasinement de la couche d'air isolante efficace pour arrêter le rayonnement du calorique individuel. Sa porosité lui permet de se saturer graduellement des sécrétions exhalées par la peau ; sa rugosité duvetée stimule la vitalité du revêtement cutané.

A qui veut recouvrer ou entretenir sa santé par l'exercice, l'hygiène de la chaussure présente un intérêt capital. Qui ne sait les inconvénients des chaussures trop étroites ou trop larges, fabriquées avec un

cuir trop épais ou trop peu élastique ? La déformation des orteils, les cors, durillons, oignons, etc., sont
les grands ennemis de la marche et des sports qui
en dérivent. Le cordonnier (étymologie : *qui donne des
cors*) est un industriel ingénieux à transformer le pied,
cet ensemble anatomique si perfectionné naturellement,
en une sorte de moignon atrophié, calleux, sensible,
disgracieux et sans souplesse. Une chaussure rationnelle. c'est-à-dire faite pour le pied, est aussi rare
qu'un mouton a cinq pattes. On croirait presque que
nos pieds sont plutôt faits pour les chaussures que
nous offrent les fabricants. Il est douteux que, depuis
le père Adam, la forme de nos extrémités inférieures
ait bien varié : que n'en peut-on dire autant, hélas !
de la forme de nos chaussures !

Une chaussure raisonnable devrait avoir, comme
longueur, celle de la voûte plantaire complétement
effacée ; une semelle incapable de blesser, dans son
jeu assoupli ; des talons bas et bien placés ; un bout
elliptique, c'est-à-dire en harmonie avec la conformité
arrondie, normale, de l'extrémité des cinq orteils
(remarquez que nos modes, aussi chinoises que celles
de Chine, ne sortent guère des bouts pointus que
pour adopter les bouts carrés).

On doit toujours essayer ses chaussures debout et
à la fin d'une journée. L'empeigne doit dépasser, au
moins d'un centimètre. à son extrémité, le bord libre
de l'ongle du gros orteil. Sans jamais ballotter, le pied

ne doit, toutefois, sentir le contact de la chaussure qu'à l'endroit du cou-de-pied et à l'extrémité du talon. Tous ces détails de cuisine pédestre ont une réelle importance. Car les entraves qu'apporte un soulier mal fait aux fonctions normales du pied ne se traduisent pas seulement par la douleur à la marche, les cors, les ampoules, les érosions, les névralgies, les sudations anormales, l'eczéma, etc... La gêne apportée à la circulation du sang expose, en outre, gravement les extrémités à se refroidir : or, on sait la néfaste influence du froid aux pieds sur l'économie en général, principalement chez la femme et chez les personnes à poitrine délicate.

# VIII

# LES FUMEURS DEVANT L'HYGIÈNE

———

Le jansénisme tabacophobe s'est efforcé, dans ces dernières années, de faire de « l'herbe à Nicot » le bouc émissaire de tous les péchés d'Israël. On a fondé des sociétés contre l'*abus* du tabac : c'était un euphémisme hypocrite pour en combattre l'*usage*. Ces sociétés n'ont exercé aucune influence heureuse au point de vue de l'hygiène, parce qu'elles ont eu le tort grave d'être menées par des sectaires intolérants et dyspeptiques. Tout ce qui est exagéré est insignifiant. C'est l'histoire des sociétés de tempérance : au lieu de s'en tenir au louable programme de réfréner l'abus des boissons distillées, elles font croisade contre tout ce qui n'est point abstinence ; elles font campagne pour l'arrachement des vignes.

Faisons donc un peu grâce à la nature humaine,

puisque, comme le remarque Pécholier, « plus qu'Alceste, Philinte est habile à toucher les cœurs ». Permettre l'usage modéré du tabac, c'est gagner de l'autorité pour en combattre les abus. Le vin, le café, le pain lui-même, ne sont-ils pas d'un danger incontestable, pour qui ignore les limites d'une sage modération ? Qui parle de supprimer ces denrées de première nécessité ?

Mais, dira-t-on, le tabac est une drogue. On l'a employée longtemps en médecine, et, si elle ne figure plus guère dans les bocaux du pharmacien, c'est que le marchand de tabac est à côté de l'officine. En d'autres termes, l'assuétude a tout perdu. Mais n'en est-il pas ainsi de l'alcool, du café, du thé, du sucre lui-même (témoin le vieux proverbe : *apothicaire sans sucre*), qui furent longtemps des médicaments avant d'être marchandises courantes d'épicerie ? D'ailleurs, l'emploi pharmaceutique du tabac est une preuve implicite des services qu'il peut rendre à la santé : on l'a vanté surtout dans l'asthme, dans les spasmes intestinaux et étranglements, dans les excessives stimulations du *tonus* circulatoire. Membre de cette grande et noble famille des *solanées* (*les consolatrices*, comme les dénommait Michelet), le tabac participe, plus ou moins, des propriétés calmantes de la belladone et de la jusquiame : c'est ainsi que Szerlecki l'a vanté contre l'épilepsie et l'ataxie locomotrice, etc.

Si le tabac offrait de sérieux dangers toxiques, on

le constaterait surtout dans nos manufactures, dont les émanations incessantes devraient compromettre sérieusement la santé des artisans. Or, de toutes parts, nous voyons les enquêtes médicales innocenter presque entièrement le travail du tabac : femmes et enfants vivent plongés dans l'herbe à Nicot, et leurs moyennes de maladies se trouvent inférieures à celles des professions les plus salubres. On n'a guère trouvé que la « crampe des cigarières » à mettre incontestablement à l'actif des professions tabagiques.

Il est même étonnant qu'on n'observe pas chez les ouvriers ces troubles du cœur qui sont, à vrai dire, le plus grave et le mieux démontré des inconvénients du tabac. Les intermittences et les palpitations, la tendance aux crises cardiaques et à l'angine de poitrine se constatent, en effet, assez fréquemment, chez les fumeurs qui abusent des cigares forts. Ces accidents disparaissent assez promptement avec l'usage qui les a engendrés : la suppression de l'abus n'est point suffisante.

Comme pour la morphine, l'alcool et d'autres poisons, il importe, souvent, pour le tabac, de procéder à un sevrage graduel, sous peine de troubles sérieux dans la santé : modification de l'humeur (Lud. Jankau), diabète (Barbier), etc. C'est alors qu'il faut surtout insister sur les mesures d'hygiène décrites à la fin de cette chronique : usage de cigarettes et de cigares légers, de pipes à filtres et à longs tuyaux...

Ces précautions annihilent au moins les quatre cinquièmes des produits nuisibles recélés dans le tabac. Mais, en cas d'accidents du côté du cœur, il faut cesser de suite et radicalement de fumer.

Au total, comme le café, le thé, l'alcool (et comme la vie tout entière, n'est-ce pas?), le tabac à fumer est un poison lent. S'il n'ébranle pas le système nerveux à un degré aussi prononcé que les autres poisons intellectuels, il joue, en revanche, le rôle d'un lien qui rattache à cette vie de misère bien des misanthropes. L'usage du tabac est le premier besoin et le suprême plaisir du convalescent : quand un malade redemande à fumer, c'est un bon signe, dont le médecin tient compte, à juste droit, pour son pronostic. C'est peut-être la seule habitude mauvaise exigeant, pour s'exercer, l'intégrité de la santé.

Il faut aussi reconnaître, pour être juste, certains avantages, dans l'usage modéré de l'herbe à Nicot. Son action bienfaisante sur la dentition est admise par presque tous les dentistes : ils l'attribuent à l'alcalinité neutralisante de la fumée et aux propriétés antiseptiques du charbon, de la nicotine et de la pyridine, qui déconcertent l'étrange vitalité des colonies microbiennes dans le milieu buccal. Je crois aussi, avec Claude Bernard, que la présence de l'acide prussique (3 à 8 milligrammes pour la fumée de 100 grammes de tabac) dans la salive des fumeurs, contribue à cette asepsie buccale.

La pipe soulage certainement l'odontalgie. Le docteur Hepburn affirme même que, chez les fumeurs, la carie dentaire apparaît tardive et inaperçue, par suite d'une mortification indolente, graduelle, de la pulpe dentaire. D'autre part, le charbon de la fumée, en fixant de préférence ses dépôts sur les dépressions et brèches de l'émail dentaire, préserve l'ivoire des altérations menaçantes de la carie.

Cependant, dans les irritations muqueuses de la bouche, il faut s'abstenir de fumer, sous peine d'aggraver les lésions produites : le plus souvent, il suffit, toutefois, de diminuer, par les moyens que j'indiquerai tout à l'heure, l'âcreté violente et l'ardente chaleur de la fumée, pour éviter toute complication.

L'usage du tabac à fumer combat certaines gastralgies et rend moins urgent le besoin de nourriture, si pénible à certains estomacs intransigeants et *pendulaires*, dont j'ai décrit les misères dans mon *Hygiène des troubles digestifs*. D'autre part, l'usage modéré, *post prandium*, stimule la digestion paresseuse. Claude Bernard expliquait cette utile action par la solidarité étroite qui unit tous les actes sécrétoires du tube alimentaire : « L'excitation de l'appareil salivaire détermine, dit-il, une suractivité dans les sécrétions gastro-intestinales... »

Mais, si l'on abuse du tabac, on voit s'exagérer cette action : toute orgie de cigares ou de cigarettes détermine des supersécrétions catarrhales de l'estomac (*gas-*

*trorrhée*), avec inappétence, gaz, crampes, acidités, nausées et parfois vomissements. C'est peut-être parce que le tabac trompe la faim et la soif, qu'Immermann a cru devoir en recommander l'abus comme traitement de l'obésité : remède **assurément** pire que le mal lui-même.

J'ai signalé l'action **calmante** et **anti-spasmodique** du tabac à fumer contre certains états nerveux du tube digestif. Dujardin-Beaumetz prescrivit à une hystérique, atteinte de vomissements rebelles à tout traitement, de fumer simplement une cigarette après chaque repas. Les vomissements cessèrent, pour reparaître le jour où la cigarette fut négligée. Le docteur Gros vante également ce moyen pour parer aux vomissements dits « incoercibles » des femmes enceintes.

A propos des troubles digestifs attribués au tabac, il faut remarquer (comme aussi pour les troubles visuels) que leur origine remonte, le plus souvent, à l'alcool, compagnon fréquent du nicotisme, mais **non** obligatoire : qui ne connaît de passionnés fumeurs observant une **sobriété** exemplaire?

L'usage du cigare a été **préconisé** contre la constipation par Grubelius, Trousseau, etc. Car la fumée du tabac stimule l'atonie des fibres lisses intestinales, à la manière de la belladone. Je l'ai vue **agir** d'une façon analogue sur les vessies paralysées de bien des vieillards. De plus, elle excite les sécrétions viscérales glandulaires, comme celles des glandes de la bouche, bien qu'à un moindre degré, puisque l'action irritante locale est presque entièrement limitée à ces dernières. On sait que les fumeurs novices éprouvent, souvent à un haut degré, les effets diarrhéiques du tabac, à peu près constants chez ceux qui fument à jeun. C'est, d'ailleurs, au lever, que Trousseau recommandait à ses belles clientes l'usage du cigare, dans le but de leur conquérir la plus précieuse de toutes les libertés, qui est celle du ventre.

L'action parasiticide de l'herbe à Nicot doit maintenant nous arrêter. Ennemie de tous les organismes rudimentaires, la fumée de tabac est souveraine contre les moustiques, les mites, la vermine. Les émanations nicotiques préservent de la gale, dit Bouchardat, les ouvriers de nos manufactures. Parent-Duchàtelet étend jusqu'aux épidémies cette action prophylactique : c'est ainsi que les ouvriers de la manufacture de tabacs de Lyon ont été indemnes de la fièvre typhoïde ; ceux de Morlaix, de la dysenterie ; ceux de Tonneins, de la suette ; les ouvrières de Séville, du choléra, endémiques ou épidémiques en ces divers centres. Jadis, Willis et Diemerbroeck avaient fait, pour la peste, les mêmes observations. De nos jours, le professeur Pécholier (de Montpellier), n'a pas craint, après Raspail, de faire de la fumée de tabac le plus puissant destructeur de microbes. Il y a longtemps que l' « herbe à tous les maux » est appréciée, pour préserver des vers intestinaux et des insectes parasites. Mais il y a plus, dit Pécholier : « Les anatomistes fument la pipe ; les chasseurs au marais regardent le tabac comme le meilleur préservatif de la fièvre intermittente, et les observations du vicomte Siméon ont prouvé qu'il met obstacle, jusqu'à un certain point, au développement de la phtisie. »

Tous les écrivains militaires recommandent, contre les émanations morbigènes, l'usage du tabac dans les casernes et les camps : lisez, à cet égard, le règlement allemand du service en campagne. Ne peut-on l'appliquer aux infectes rues de la plupart de nos villes ? La fumée de tabac est assurément anti-putride et miasmicide. Ch. Robin a fait voir, à l'Institut, des morceaux de viande conservés quatre mois en parfait état, après exposition prolongée aux vapeurs nicotiques. Les médecins hollandais accordent au tabac une large part dans la prophylaxie personnelle de l'impaludisme. En effet, les principes de la fumée se déposent à l'entrée des voies digestives et aériennes, qui sont les principales portes de pénétration des bacilles dans notre milieu intérieur. Sans être d'une antiseptie absolue (où sont-ils, les antiseptiques *complets*, même de la bouche ?), l'action de la fumée de tabac est encore l'une des moins nuisibles et (ajoutons-le) des moins désagréables...

Effaçons-nous, ici, derrière les observations de nos confrères. Le docteur Bourgon voit dans l'action de fumer un *palladium* utile contre l'influenza : la fumée est un écran qui écarte le froid humide menaçant nos premières voies, pendant que la nicotine exerce un pouvoir sédatif spécial sur le système nerveux, qui joue, dans les phlegmasies grippales, un rôle primordial. J'ai pu vérifier, en 1890, cette opinion et observer que les fumeurs étaient notoirement respectés par la grave épidémie de cette époque. Les médecins de la Floride ont, paraît-il, remarqué que les grands fumeurs jouissent toujours d'une sorte d'immunité, relativement à la fièvre jaune.

Le docteur Tassinari, expérimentant sur des cultures microbiennes, a vu que la fumée de tabac ralentit la vitalité des bacilles pathogènes. Israël et Virchow ont corroboré ces expériences. Schiff affirme que, sous peine d'empêcher la prolifération des cultures microbiennes, il faut interdire le tabac dans les laboratoires bactériologiques; S. Hajeck, de Vienne, estime que, si la diphtérie est trois fois plus fréquente chez la femme que chez l'homme, c'est surtout à cause de l'action préventive du tabac. Falkemberg, de Kiew, a montré que le bacille cholérique est promptement tué par la fumée de tabac : pour lui, cette atteinte sérieuse portée aux virulences microbiennes tient surtout au pouvoir bactéricide de la pyridine. Wenik, de Berlin, a confirmé ces faits, lors du récent choléra de Hambourg. Iankau, de Munich, a vu le bacille tuberculeux perdre, par la fumée de tabac, une partie de sa vitalité. Donc (sauf crachements de sang), on aurait tort d'interdire le tabac aux phtisiques, surtout dans certains climats (Angleterre, Europe centrale en hiver), où la fumée, par ses vapeurs pyrogénées, est une sorte de masque protecteur contre l'influence délétère du brouillard et du froid sur les voies respiratoires.

Quelle semble être, maintenant, l'action du tabac sur le système nerveux ? Un philosophe a prétendu qu'on ne voit jamais un crime s'accomplir le cigare à la bouche. Bien plus, le fumeur (en exercice) est peu capable d'une mauvaise action. C'est que le tabac rend doux et résigné : il calme les nerfs tendus et vibrants de nos contemporains, et cause un sentiment de bien-être précieux aux surmenés de la vie. Comme le remarque finement lady Campbell, l'art de fumer imprime même à la conversation un vernis de bienveillance réciproque : il facilite le rapprochement des ennemis, et le « calumet de paix » des sauvages se trouve être l'exacte image de la réalité. Il est certain que, mieux que la musique, le tabac hait la discorde ; il concilie, adoucit et pacifie. Remarquons, au surplus, que ce ne sont pas seulement le goût et l'odorat, mais aussi la vue, qui participent aux jouissances qu'éveille dans le *sensorium* l'acte de fumer. Les aveugles ne fument point : les voyants ne fument pas longtemps dans l'obscurité.

Le tabac a été justement défini : le remède à cette maladie de la civilisation qu'on appelle l'ennui. Ecoutez les vers du poète maudit :

> Je suis la pipe du poète,
> Sa nourrice et j'endors sa bête.
> Dors encor, la bête est calmée,
> File ton rêve jusqu'au bout,
> Mon pauvre : la fumée est tout,
> S'il est vrai que tout est fumée !

Avant le chloroforme, on a mis à profit ces propriétés, étrangement sédatives, du tabac, pour tromper la douleur opératoire et faire une habile diversion. Tous mes lecteurs peuvent citer l'exemple de l'héroïque général Moreau, qui ne cessa de fumer pendant qu'on lui amputait les deux cuisses. Boerhaave et Palmer ont calmé par la pipe d'atroces névralgies. C'est quand on voit le tabac bercer ainsi l'esprit et apaiser divinement les souffrances, qu'on est vraiment tenté, avec Michel Lévy, de le placer au premier rang des modificateurs sociaux.

Certains veulent que le tabac pousse, parfois, son action sédative jusqu'à compromettre les facultés viriles. Je ne sache point que les Orientaux, et notamment les Arabes, si acharnés fumeurs, soient entachés d'anaphrodisie ; ni que les Allemands, les Flamands, les Suisses ne montrent pas de prolificité. Et, pourtant, je n'hésite pas à incriminer l'usage excessif du tabac comme nuisible aux fonctions de l'espèce : c'est un dépresseur du système nerveux. Il compromet, si l'on en fait abus, tous les organes des sens. On n'évite ces effets dépressifs qu'en cantonnant l'habitude de fumer dans des limites raisonnables.

Les travailleurs de la pensée recherchent le tabac, pour atténuer la fatigue cérébrale, inséparable de leur production idéatrice, et stimuler leur intellect. Le tabac fait tomber, chez l'homme de lettres et chez l'artiste, la fièvre du travail : il est (comme l'a vu Taine) utile dans les moments de vide et d'attente intellectuelle. Il excite l'imagination. Malheureusement, l'abus suit de bien près l'usage et ses effets sont particulièrement néfastes pour la mémoire (*l'amnésie* va même, parfois, jusqu'à une véritable *aphasie* transitoire, étudiée récemment par Chéreau) et substitue à la volonté la rêverie. La cigarette nuit surtout à la régularité du labeur quotidien : elle favorise, au plus haut degré, la *procrastination*, c'est-à-dire le désir de remettre les choses au lendemain. C'est, d'ailleurs, le corollaire de son incontestable action curative sur le *tædium vitæ :* en faisant voir la vie en rose, elle en dissimule les devoirs nécessaires.

Opium de la pensée, le tabac endort la douleur morale la plus aiguë. Par lui, la colère vive s'exhale en douce fumée, qui devient un agent d'union et de rapprochement. Les peuples les plus fumeurs (Suisses, Orientaux) sont aussi les moins révolutionnaires. Précieuse consolation pour la vieillesse (d'où tant de bonheurs sont, hélas ! absents), le tabac est un secours puissant, aux heures de chagrin , d'inquiétude et d'épreuves : « Après avoir, dit le plus sage des hygiénistes, le Dr J. Rochard, usé et abusé du tabac pendant de longues années, j'y ai renoncé et je n'en souffre pas ; mais, si je me trouvais jamais sous le coup d'un vif chagrin, si j'avais à faire un violent effort intellectuel, je suis convaincu que j'y reviendrais malgré moi... » Rien n'est plus vrai.

Voyez le succès du tabac dans la classe ouvrière, qui éprouve, à un si haut degré, le besoin de poétiser son existence. Je ne parle pas, ici, de ces professions, telles que celles de marinier, puisatier, égoutier, vidangeur, tanneur, équarisseur, etc..., dans lesquelles la pipe est le contre-poison providentiel des insalubrités. Mais les industries pénibles requièrent, toutes, l'aide du tabac, pour diminuer, sinon la fatigue du muscle, du moins les pénibles sensations qu'elle procure. J'ai comparé, dit le professeur Burggraeve, les ouvrières de Séville et de Lisbonne, qui, toutes, fument et vivent dans une atmosphère nicotinique, avec les ouvrières de nos filatures de coton. Eh bien, la palme de l'anémie et du lymphatisme appartient, sans contredit, à ces dernières...

Dans la profession militaire et navale, les bienfaits du tabac ne sont guère contestés. Le soldat, d'après van Swieten, trouve, dans sa pipe, à la fois un compagnon et un supplément de vivres. De nos jours, Michel Lévy a montré comment le tabac préserve de la nostalgie, et Morache déclare que la privation de cette denrée, au cours d'une campagne, serait aussi désastreuse qu'une privation de vivres.

Longmore, *surgeon général* de l'armée britannique, a mis en relief les bons effets du tabac sur les blessés militaires, dont il facilite le repos, en diminuant leur excitabilité nerveuse. Toutes les sociétés de secours aux blessés connaissent ces vertus de l'herbe à Nicot et en sont, pour ces raisons, abondamment munies. Un hygiéniste doublé d'un saint, Fonssagrives, affirme que rien ne vaut le tabac, dans la marine, pour aider à supporter les longues traversées, les rigueurs du gros temps, les inquiétudes et les soucis poignants de la navigation.

J'ai pris suffisamment, je pense, les intérêts de

Ce pelé, ce galeux, d'où nous vient tout le mal,

pour avoir le droit d'indiquer (*in caudâ venenum*) à mes chers lecteurs les préceptes hygiéniques à suivre pour transformer l'habitude de fumer en une distraction à peu près inoffensive.

Je crois, avec Huxley, avec Cl. Bernard, Gubler et beaucoup d'autres, que l'usage *modéré* du tabac est plus utile que désavantageux. Huxley dit, avec raison, qu'une pipe ressemble à une tasse de thé. On peut s'empoisonner à boire du thé en excès, comme, du reste, à manger du bifteck par livres. Cela n'empêpêche pas le tabac d'être, à faible dose, une habitude « bienfaisante et confortable ». Maintenant, où commence l'abus? A mon avis, il ne faut guère dépasser vingt grammes par jour.

Ne fumez jamais à jeun, mais après les repas : comme tous les poisons, le nicotinique est mieux toléré, l'estomac étant plein. C'est un fait d'observation, concordant parfaitement, d'ailleurs, avec ce que la physiologie et la vivisection nous ont appris, touchant l'action des sédatifs et des narcotiques. Ne fumez pas, habituellement, avant vingt ans, pour n'entraver aucunement la croissance, ne pas gêner l'ampliation thoracique ; laisser, en un mot, au développement physique et intellectuel (notamment à la mémoire, si indispensable, malgré son infériorité comme faculté, dans l'âge des examens et des concours) toutes les conditions qui le mènent à son *summum*.

Il faut choisir, de préférence, les tabacs les plus pauvres en nicotine, c'est-à-dire : pour la cigarette, les tabacs du Levant, de Turquie, de Grèce, de Hongrie ; pour la pipe, le maryland ; pour les cigares, le havane. On rejettera surtout ces espèces, contenant 6 à 8 p. 100 du poison (tabacs du Lot, du Nord, de Virginie, etc.).

Il faut toujours fumer en plein air ou dans une pièce bien ventilée, afin d'éviter ces accidents congestifs, que décrivit Legrand de Saulle sous le nom de « malaria des cafés ». Il faut renoncer à la pipe à court tuyau, ainsi qu'au cigare et à la cigarette fumés sans bout : on évitera ainsi les irritations linguales et les « plaques » nacrées des fumeurs.

Souvenons-nous que l'abus nuit surtout aux nerveux (Soulier) et aux arthritiques (Besnier) : les races franque et germanique, à peau blanche et cheveux blonds, sont infiniment plus tolérantes. La pratique du humage dans les bronches expose aux irritations pharyngo-laryngées et même au catarrhe bronchique ; de plus, elle favorise, au plus haut point, l'absorption de la nicotine par le torrent circulatoire.

Fumez toujours du tabac très sec. Le côté mauvais de la cigarette, c'est qu'elle demande du tabac frais. En outre, elle est trop peu importante pour satisfaire, seule, aux besoins du fumeur ; aussi, une cigarette est-elle forcément suivie de plusieurs autres. Le cigare de la Havane n'est vraiment parfait que consommé frais (*green cigar*) ; mais, comme il est fort peu riche en nicotine, cela n'a pas grand inconvénient.

Aux fumeurs impénitents (de pipe ou de cigarette), j'ai souvent conseillé de laisser filtrer, sur leur cher « caporal », de l'eau bouillante additionnée de teinture de ratanhie. On fait sécher ensuite le tabac, qui devient ainsi inoffensif, et, d'ailleurs, moins agréable ; ce qui fait que le fumeur s'en détache peu à peu. Progressivement tentée, la désuétude du tabac m'a toujours semblé, du reste, aussi facile (et c'est beaucoup dire) que l'assuétude elle-même au poison nicotique.

Encore quelques menus conseils : Ne rallumez jamais une cigarette ou un cigare éteints ; nettoyez fréquemment vos pipes, fume-cigares, fume-cigarettes. Ne fumez jamais dans les *nurserys* ou chambres à coucher même. Préférez au cachou de Bologne les simples lavages buccaux de l'eau tiède. Comme correctif de l'action sédative et hyposthénisante du tabac, rien ne vaut une tasse de bon café; c'est ainsi que les experts de la Régie luttent contre l'intoxication qui les poursuit. Au point de vue de la douce doctrine d'Epicure, Méry est dans le vrai, lorsqu'il nous vante l'association de Moka et de la Havane, « ces deux merveilleux pays qui s'entendent parfois, dit-il, pour donner une fête au cerveau ».

# IX

# L'ALCOOL, VOILA L'ENNEMI !

———

Les sociétés savantes et le Parlement viennent de retentir des plus éloquentes diatribes contre ce grand antagoniste de la santé humaine, l'alcool. Tout, dans ces diverses palabres, nous présage, à bref délai, la prochaine institution du monopole de l'alcool par l'Etat. Disons pourtant que cet important progrès sera plutôt dû à des nécessités d'équilibration budgétaire qu'à la facilité d'une sanction hygiénique utile...

Ce qui est fait le plus pour étonner tout homme de bon sens, c'est qu'un poison de l'importance de l'alcool ait pu, jusqu'à ce jour, échapper à la réglementation. Pendant que la police sanitaire n'a jamais eu assez de sévérités pour la viande et pour le lait, nous voyons les alcools les plus avariés circuler librement, impunément, sans contrôle. Frauduleuse ou licite, la consommation du stupéfiant par excellence quadruple en moins d'un demi-siècle, faisant monter parallèlement le triste étiage de la maladie, du paupérisme, de la folie et de la criminalité.

Cependant les produits malsains ou imparfaits, clandestinement vendus par les bouilleurs de cru, cette plaie vive de nos campagnes, ont été, depuis quelques années, reconnus et dénoncés surtout comme les causes des intoxications les plus graves, comme les générateurs de l'ivresse agressive et brutale, de la déchéance organique la plus prononcée. La Chambre a eu bien tort d'accorder à ces tristes industriels une tolérance annuelle de vingt litres : pour réprimer les fraudes, est-il raisonnable de fournir des exemptions aux empoisonneurs? C'est verser, en quelque sorte, une prime à la sophistication.

D'autre part, nos représentants ont été mieux inspirés, en décrétant le dégrèvement complet des droits qui pèsent sur les boissons fermentées naturelles et hygiéniques : vins, bières et cidres. Pourquoi faut-il qu'ils aient, d'autre part, niaisement compromis les résultats de cette réforme vraiment démocratique, en autorisant le vinage jusqu'à 15 degrés? Beaucoup de mauvais alcools ne manqueront évidemment pas d'être consommés par cette voie détournée du vinage des vins.

L'impôt supplémentaire d'un franc par litre (soit 2 fr. 35) diminuera sûrement la consommation de l'alcool, de même que les surtaxes votées sur l'absinthe, le noyau, le bitter, les amers, etc..., entameront, fort heureusement pour l'hygiène, la lamentable prospérité de cette industrie des .iqueurs à essences, les plus dangereuses de toutes.

Mais n'oublions pas que le vermouth, le rhum, le kirsch, le quetsch, le genièvre, le marc, le calvados, etc., non sincères, c'est-à-dire « de fantaisie » (comme l'indique un ingénieux euphémisme), sont surchargés tout autant d'impuretés dangereuses, et même de bouquets artificiels effroyablement toxiques.

Les ravages désorganisateurs de ces drogues malsaines sont, aujourd'hui, avérés ; jamais produits naturels ne possèdent les actions convulsivantes dues aux essences, au salicylate de méthyle, au furfurol, à l'huile essentielle de lie de vin et à tous ces produits que des pratiques malfaisantes introduisent, aujourd'hui, dans des liqueurs, déjà pernicieuses et inférieures par elles-mêmes, et cela. sous le prétexte fallacieux de les parfumer !

La rectification obligatoire par l'État, qui s'impose à bref délai, impliquera, a coup sûr, la prohibition de toutes ces essences. Mais il ne faut pas l'attendre pour poursuivre avec rigueur et confisquer les spiritueux fraudés et falsifiés. La loi permet de punir de la prison et de la perte des droits civiques tout vendeur de ces produits, fauteurs d'incalculables maux. Il est triste de jeter les yeux sur la statistique des contributions indirectes : on y constate que la consommation

de l'absinthe, à Paris, a plus que doublé en sept ans.
« Sur vingt malades admis à l'hôpital, dit M. Lance-
reaux, la moitié sont des alcooliques. » Voilà les résultats du *laisser faire, laisser passer !*

La ruine de la santé, la perte des épargnes, la
suppression de l'aptitude au travail, la désagrégation
fatale, puis l'extinction de la famille ; finalement, la
dégénérescence de la race et le découronnement de
notre précellence nationale, telles sont les belles conquêtes de l'alcoolisme. La prophylaxie la plus élémentaire exige donc que nos intérêts et notre avenir ne
dépendent pas éternellement de cette question : un jour
ou l'autre, il faudra bien arriver à interdire la fabrication et la vente de toute boisson notoirement néfaste
à l'organisme, si nous voulons arrêter la dépopulation
et la dégénérescence, qui pèsent sur notre malheureux
pays !...

En attendant, ce qu'il faudrait supprimer, ou tout
au moins *limiter*, en les frappant des patentes les plus
élevées, ce sont les cabarets. A chaque pas, leurs
séductions se multiplient, pour le prolétaire des villes
et des campagnes. Ces établissements meurtriers
n'exercent pas seulement par leurs marchandises
les attraits d'une incessante tentation. Ils allèchent
aussi leurs victimes par la vente à crédit.

C'est là un péril évident, qui réclame des mesures
radicales. Soumettre ces industriels à des inspections
fréquentes et à des analyses réitérées ; punir leurs

continuelles excitations à l'ivresse, en frappant d'amendes, de prison et de suspension les débitants indignes ; décréter que la loi ne reconnaît point les dettes de cabaret : voilà de pratiques et excellentes mesures, capables de sauver de leur entraînement quelques-uns des malheureux déjà asservis au Moloch moderne et un très grand nombre de ses victimes désignées. Songez qu'il existe en France 460.000 cabarets, 27.000 pour Paris seulement. Il serait grand temps d'abroger cette loi néfaste du 17 juillet 1880 qui, dans un intérêt opportuniste, supprima le décret tutélaire de 1861 exigeant, pour l'ouverture d'un cabaret, l'autorisation préfectorale.

Il faut aussi aborder franchement la question de la cure rationnelle des buveurs d'habitude, cure fondée sur les principes suivants : abstinence totale de toute boisson distillée ou fermentée, changement de milieu, isolement dans un établissement agricole, travail régulier, discipline sévère, suggestions moralisatrices. Il est reconnu que cet ensemble de traitement, comparable aux quarantaines instituées contre les maladies épidémiques, guérit environ un tiers des buveurs, d'une manière définitive et radicale.

Or, chacun sait que les ivrognes, plus que les cholériques, constituent, pour la société, un danger permanent : cela ne justifie-t-il point d'avance toutes les mesures, légales et fiscales, prises par l'État ou les départements pour réaliser une cure rationnelle des buveurs ? Réformer l'intelligence et la moralité, supprimer les tares héréditaires et les dégénérescences physico-mentales, empêcher l'inquiétante progression des troubles cérébraux, n'est-ce pas là une tâche digne de notre époque humanitaire ? Pendant que, d'un côté, l'on traiterait scientifiquement les alcooliques, on prendrait, d'autre part, les mesures prohibitives les plus sévères pour obvier à de nouveaux empoisonnements : on ne livrerait plus à la consommation que des produits dûment purifiés, c'est-à-dire moins dangereux. Si elle le voulait sincèrement, notre troisième République, tant calomniée, pourrait réaliser ainsi ce grand *desideratum* de toute démocratie : le relèvement des classes laborieuses.

La question de l'alcoolisme brille, d'ailleurs, au premier rang, comme question d'hygiène et de prophylaxie.

Désireuse de se rendre un compte exact de l'influence exercée par l'alcool sur la durée de la vie humaine, l'Association médicale britannique procédait, récemment, à une enquête sur l'âge moyen atteint par trois catégories de personnes : les abstinents complets, les buveurs modérés, les alcooliques. L'enquête, qui a porté sur plus de 4,000 décès, a donné les résultats suivants : l'âge le plus avancé (en moyenne 63 ans) est atteint par les buveurs modérés; le *minimum* de vie (51 ans) est pour les abstinents; les buveurs habituels et les ivrognes ont, en effet, 4 à 5 années de plus à vivre, en moyenne, que les abstinents.

Sans attacher plus d'importance qu'il ne convient à la statistique (cette bonne fille que l'on connaît pour se donner au premier venu), j'estime que ces chiffres ont leur valeur démonstrative d'une opinion que, pour ma part, j'ai toujours soutenue (voir mon livre de l'*Alcoolisme*) : à savoir qu'un peu d'alcool est un élément utile dans le budget de notre nutrition et que c'est folie de prêcher l'état d'*abstème* comme le plus favorable à la conservation de l'énergie vitale.

Maintenant, pourquoi le *minimum* de la vie est-il pour les abstinents, au lieu d'être (comme on pouvait le croire) pour les ivrognes incorrigibles? A mon avis, c'est que les abstinents, les « buveurs d'eau », sont presque toujours des malades ou, au moins, des *délicats* : ils sont, comme le dit la chanson, bien forcés d'être honnêtes, ne pouvant pas faire autrement! Ils succombent, non à cause de, mais *malgré* leur tempérance, qui est, chez eux, une vertu de tempérament; à coup sûr, ils ne meurent pas d'être *teatotalers*. Ce sont là, du reste, paradoxes familiers à la science statistique. C'est pour une raison analogue que les célibataires vivent moins vieux que les gens mariés : une santé précaire n'est-elle pas, dans la moitié au moins des cas, un obstacle à l'état matrimonial?

Mais je reviens à mes moutons, je veux dire à l'alcool. D'après les récents travaux de Létienne, le rôle de l'alcool est surtout d'altérer, par dessiccation, la texture des organes ; cette action s'exerce de préférence sur le foie, le cerveau, la moelle épinière, l'estomac, les poumons et les gros vaisseaux. A la *déshydratation* des tissus, l'alcool ajoute ses effets de déviation retardante de la nutrition : de là, dépôts dangereux de graisse dans certains organes.

L'alcool est, en somme, un poison lent, qui n'agit, d'ailleurs, qu'à haute dose. Sa consommation modérée (surtout sous la forme de bon vin) est, au point de vue sanitaire, ce que Shakespeare en pense au point de vue social, *a good familiar creature*. C'est seulement l'abus, qui fait de cet excellent serviteur le plus déplorable des maîtres!...

L'alcoolisme est, à bon droit, considéré aujourd'hui comme une sorte de maladie nerveuse héréditaire, avec irritabilité mentale poussée jusqu'à la destruction presque complète de la volonté. Lorsque l'on recherche la responsabilité de la substance enivrante, on surprend presque toujours, comme le dit P. Garnier, la complicité active de la prédisposition. L'arme était toute chargée : l'alcool, en intervenant, n'a joué que le rôle du doigt pressant la gâchette. Le prédestiné est porté à rechercher, dans l'alcool, l'illusion d'une aptitude plus grande au travail et à l'oubli de ses misères. Et la tentation se répète fréquemment, dans un pays comme le nôtre, qui compte plus de 440,000 cabarets !...

Les *éthéromanes* sont rares en France. Ils existent surtout en Irlande, où, pour deux sous, certains cabarets vendent quinze grammes d'éther au premier venu. On voit des buveurs absorber, en 3 ou 4 fois, jusqu'à un demi-litre d'éther pur. Il paraît que, dans tout le pays, les wagons de chemins de fer sont imprégnés de l'odeur caractéristique de cette substance. C'est vers 1840 que l'usage de l'éther s'est introduit dons l'île « sœur », à la suite de prédications catholiques tonnant contre le whisky : ce qui le prouve, c'est que les protestants du pays sont restés fidèles à l'alcool. Dans ces dernières années, l'habitude de l'éther s'est notablement répandue en Angleterre et en Russie.

Ce sont surtout les cultivateurs et les gens du peuple qui se livrent à cette boisson. Prise à faible dose (en faisant suivre le petit verre d'éther d'un grand verre d'eau, afin de diminuer la sensation de brûlure de l'estomac), cette drogue procure une ivresse assez agréable, avec sensation de bien-être, besoin de gaieté et de loquacité, illusion d'énergie et de vigueur. Mais la rapidité étonnante avec laquelle ces symptômes se dissipent et s'évaporent, pour ainsi dire, explique le besoin de renouveler, plusieurs fois par jour, les sensations agréables. Aussi, l'ébriété de l'éthéromane ne disparaît guère que pour faire place à une ébriété nouvelle.

L'empoisonnement chronique ressemble beaucoup à celui produit par l'alcool : excitation violente, douleur vive au creux de l'estomac, tremblements, prostration et stupeur, tendances aux violences et à la criminalité. Les particularités sont : l'oppression et les troubles du cœur, une salivation abondante et profuse, des alternatives marquées de congestion et de pâleur faciales, des attaques nerveuses, analogues à l'épilepsie, avec contraction de la pupille, suivie d'une dilatation brusque qui annonce fréquemment la mort.

L'action destructive de l'éther sur les globules du sang et sur les cellules nerveuses, ainsi que sur les fibrilles musculaires, est aussi beaucoup plus remarquable que celle de l'alcool. Le drame de l'intoxication se termine, assez souvent, par l'ataxie, la manie exhilarante ou la prostration mélancolique. On conçoit, du reste, qu'en répétant fréquemment cette action fugace de l'éther, les tissus les plus importants ne tardent guère à péricliter, sous l'action locale corrosive d'un poison irritant par essence !

Il est dit que la recherche des excitants, cette folie toxique, passionnera toujours, sous une forme ou sous une autre, la triste espèce humaine. Ne semblons-nous pas condamnés à ébranler, sans cesse, ce que le poète Addison appelle « notre misérable collection de fibres et de tuyaux » ?

**

Les progrès de l'alcoolisme ont été si considérables, depuis vingt ans, dans notre pays, qu'il a fallu s'occuper de soigner et de loger les victimes volontaires de ce lamentable fléau.

Le Conseil général de la Seine a récemment voté la création d'un nouvel asile d'aliénés, en stipulant que la division des hommes, composée de 500 pensionnaires, y serait spécialement affectée au traitement des alcooliques. Quand on pense que, sur près de 12,000 aliénés annuellement entretenus par le département de la Seine, l'alcoolisme entre pour plus d'un cinquième, on ne peut que féliciter notre assemblée départementale de s'engager dans une voie pratiquement pleine de promesses, au double point de vue curatif et prophylactique. On en jugera, d'ailleurs, par les résultats obtenus, déjà de longue date, par les Etats-Unis et la Suisse, qui nous ont devancés dans la création féconde des asiles pour buveurs habituels.

M. Lucien Puteaux, le très distingué secrétaire de la commission de surveillance des asiles publics de la Seine, s'est livré, sur place, à une sérieuse et intelligente enquête, remplie de documents curieux, sur les asiles de buveurs établis en Suisse : à Trelex (canton de Vaud), à Nüchtera (Berne), à Ellikon

(Zurich) et à la Pilgerhütte (Bâle). Les sociétés de tempérance (Croix-Bleue, Bons-Templiers, etc.), appuyées sur l'intransigeance des dogmes religieux, ont, il est vrai, en Suisse, une influence considérable sur le relèvement définitif des malheureux alcooliques. Ces sociétés prêchent l'abstinence complète et absolue, non seulement des spiritueux, mais encore de toute boisson fermentée. Les alcooliques, disent-elles, ne doivent boire que de l'eau, du thé, du café, du lait, de la limonade, des infusions amères. Le travail agricole complète le traitement physique et médicamenteux.

Au sortir de l'asile, les sociétés d'abstinence suivent les malades pour les empêcher d'être les victimes du « qui a bu boira ». Elles les dirigent, les aident et les soutiennent ; livrés à eux-mêmes, les buveurs retombent fatalement dans leur vice. A Trélex, on considère, avec raison, le lait et l'infusion de maté comme les meilleurs antidotes de l'intoxication par l'alcool. Dans tous les asiles, la règle d'abstinence est, d'ailleurs, absolue, non seulement pour les pensionnaires, mais encore pour les directeurs, employés, médecins, gardiens et serviteurs de tous ordres. Les Suisses ne prennent, dans ces emplois, que des personnes ayant fait vœu d'abstinence totale : le succès, pour eux, est à ce prix. On ne saurait, en effet, obtenir du buveur la modération : de l'usage, il descend trop vite à l'abus. Or, on a vu, dit M. Puteaux, la fureur alcoolique se réveiller, chez des buveurs devenus tranquilles et ne consommant que de l'eau depuis quelque temps déjà, à l'odeur seule de flacons de liqueurs débouchés : des sujets redevenir malades à la seule vue, au seul contact de buveurs !

D'après l'étude raisonnée des asiles établis en Suisse, on peut conclure qu'une agglomération de 500 buveurs dans un même établissement ne saurait conduire à aucun résultat sérieux : il faut agir par groupes de 40 à 50 pensionnaires tout au plus. Il faut, de plus, que le surveillant de chacun des pavillons demeure, lui-même, un abstinent rigoureux, mangeant à la même table et vivant du même régime que ses pensionnaires. Ceux-ci seraient, comme en Suisse, voués à la vie en plein air et au travail des champs. Le « crépuscule des dieux » ne permet guère, en France, d'espérer grand'chose des prédications religieuses, qui d'ailleurs, jureraient un peu trop avec nos réformes laïcisatrices. Mais des conférences d'hygiène et de morale, l'instruction et l'éducation philanthropiques bien dirigées, seraient, à coup sûr, capables d'effacer bien des préjugés homicides et de prévenir plus d'une défaillance dans l'avenir.

Pour recueillir l'alcoolique au sortir de l'asile et l'empêcher, une fois guéri, de retomber dans ses habitudes vicieuses, il faut le confier à des sociétés de patronage bien organisées, telles que celle fondée et établie par le docteur Bourneville, pour donner à l'ouvrier parisien l'appui moral et matériel, le soutien encourageant dont il a si grand besoin contre la contagion nerveuse et l'entraînement irrésistible du milieu. Car il ne faut pas oublier que la volonté est sensiblement affaiblie chez l'alcoolique : sa résistance cérébrale est presque nulle. Son premier mouvement, lorsqu'il sera abandonné à lui-même, sera toujours dangereux.

Pourquoi, enfin, dans le but de satisfaire à ce besoin de rendez-vous et de sociabilité, inhérent à l'espèce humaine (et particulièrement vivace dans la race française), pourquoi ne fonderait-on pas, en France, à l'imitation de l'Angleterre, des cafés de tempérance, où l'on ne distribuerait ni liqueurs fermentées, ni boissons alcooliques d'aucune sorte ? Les *coffee houses* de Londres ont été une entreprise de spéculation magnifique, dont les actions, émises à une livre sterling, valent actuellement six livres. Une œuvre analogue existe, d'ailleurs, en Suisse et a donné à ses fondateurs des bénéfices semblables, tout en rendant à la cause de l'antialcoolisme des services signalés. Il est certain, également, que, si notre gouvernement, enfin éclairé, se décidait à dégrever, chez nous, les boissons saines, telles que le café, le thé, le cacao, et diminuait également les droits qui oppriment le vin, la bière et le cidre naturels, boissons fortifiantes et vraiment hygiéniques (quoi qu'en disent MM. les *tea-totalers*), on ne tarderait pas à détrôner le roi Alcool et la reine Absinthe, qui causent, dans notre pays, de si grands désastres. Rien n'empêcherait, d'ailleurs, d'élever, proportionnellement, les droits de l'alcool de consommation et des liqueurs distillées. Quels services rendrait à la santé publique le législateur qui décréterait de semblables réformes !

Il faudrait aussi établir, pour faire une sérieuse concurrence aux luxueux assommoirs des grandes villes, des sociétés coopératives de consommation, où l'ouvrier trouverait de la viande saine, du bon lait, du vin non frelaté, de la bonne bière, du café de qualité, et tout cela à bon marché. Les impôts de consommation pèsent trop lourdement sur nos classes laborieuses. Les sociétés de coopération, subventionnées par l'État, exciteraient, chez l'ouvrier, la dignité et l'amour-propre véritable et triompheraient de cette vanité stupide, de cette suggestion épidémique, qui l'entraînent si facilement au cabaret pour y chercher une stimulation irrégulière, qu'il expiera cher bientôt, frappé dans ses œuvres vives et dans son capital de santé.

Pour en revenir aux asiles de buveurs, ils doivent, à mon sens, remplir une lacune entre la maison de fous et la maison d'arrêt : on ne saurait donc apporter dans leur création trop de sévérité attentive, si l'on veut vraiment voir réussir la cure régénératrice des buveurs endurcis. M. Puteaux nous a montré, dans son rapport, ce qui se passe chez nos bons amis les Suisses. A nous de puiser, dans ces documents consciencieusement recueillis, les règlements susceptibles de s'adapter à notre état social. Mais il faut faire quelque chose : le temps presse. Tous ceux qui lisent les faits divers et les tribunaux quotidiens n'assistent-ils pas, en quelque sorte, à la marée montante de l'aliénation mentale par l'alcool ? (1)

(1) Pour détails sur la question, consulter : D<sup>r</sup> E. MONIN : *L'Alcoolisme*, un volume de 300 pages, couronné par la Société française de tempérance.

# X

## EMPOISONNEMENTS ALIMENTAIRES

———

L'attention du monde savant vient d'être de nouveau attirée sur les graves accidents causés par les viandes de mauvaise qualité. Souvent épidémiques, depuis quelque temps surtout, ces « empoisonnements alimentaires » sont presque toujours causés (nous disent les enquêtes) par la chair de veaux très jeunes ou sacrifiés au moment où ils allaient mourir de maladie infectieuse, très commune chez ces jeunes animaux. Ce n'est donc point sans raison que l'article 7 de la loi du 1er juin 1782 interdit, sous peine de confiscation et d'une amende de 300 livres, la vente de veaux âgés de moins de six semaines. Cette loi tutélaire, qui n'a jamais été rapportée, devrait bien être appliquée plus sévèrement. Malheureusement, en dehors des grands centres, où fonctionne régulièrement le service inspecteur de la boucherie, une surveillance policière efficace n'est guère possible en pratique.

J'en conclus, comme d'habitude, que c'est à l'initiative privée d'organiser, elle-même, sa propre défense sanitaire. Un consommateur averti en vaut deux. Outre qu'il n'est guère difficile de méconnaître, à l'examen, les qualités extérieures d'une viande de bonne qualité, chacun possède, dans la cuisson complète de ses aliments, la garantie la plus efficace, la seule scientifique, pour la destruction radicale de tous produits pathogènes. Est-il raisonnablement admissible que l'homme, le seul animal cuisinier, continue à se laisser empoisonner par ses aliments, faute seulement d'un suffisant degré de coction? Le jour où chacun comprendra qu'il faut agir avec les viandes et le lait comme nous sommes forcés de le faire avec les choux et les pommes de terre, ce jour-là, les intoxications alimentaires auront vécu. On sait aussi que certaines additions condimentaires sont capables de rendre inoffensifs divers aliments suspects : c'est ainsi que trois grammes de bicarbonate de soude ajoutés à un litre de moules détruiront, dans ces mollusques, tout principe nocif.

En dehors de la viande de veau, toutes les viandes malades, putréfiées ou simplement *avancées*, sont capables de produire des accidents plus ou moins sérieux. Les animaux surmenés sécrètent surtout des poisons chimiques violents : c'est pourquoi les hygiénistes aiment à mettre en garde les amateurs contre l'abus du lièvre, du chevreuil et d'autres gibiers forcés à la chasse.

La chair de porc, qui représente plus du tiers de la viande totale consommée sur la surface du territoire français, réclame spécialement une surveillance attentive ; car elle est facilement altérée par la ladrerie et par la trichine. La chair du cheval équarri dans les grandes villes est presque entièrement transformée en saucissons ; lorsque cette transformation est honnêtement faite, elle ne présente aucun danger spécial. Mais encore le consommateur devrait-il être avisé de la nature de la marchandise qui lui est offerte !

Ce qu'il y a de particulier, dans les accidents dus à l'empoisonnement alimentaire, c'est qu'ils apparaissent assez tardivement : de six heures, au plus tôt, à cinq ou six jours. Ils consistent en des symptômes de révolte digestive : vomissements douloureux, coliques violentes, diarrhée fétide ; on constate de la fièvre, une oppression angoissante particulière, des frissons, vertiges, maux de tête, ralentissement habituel du pouls. Une étrange faiblesse musculaire, avec grande courbature générale, persiste assez souvent durant plusieurs semaines. On a signalé aussi les éruptions sur la peau, la rougeur de la gorge, la salivation, la dilatation des pupilles, les sueurs profuses, les urines rares, les bourdonnements d'oreilles, etc. On voit d'après ce tableau que le diagnostic précis est assez difficile. Aussi, l'empoisonnement alimentaire est-il confondu assez souvent avec le choléra, la fièvre typhoïde ou d'autres états infectieux. C'est ce qui sauve les fraudeurs.

Les accidents, ordinairement moins graves chez les sujets en parfaite santé, acquièrent, au contraire, leur maximum de gravité lorsque les reins fonctionnent mal, lorsque l'organisme se trouve en état de débilité ou de dépression, lorsque l'estomac est habituellement souffreteux ou le foie, *insuffisant,* par suite d'habitudes alcooliques antérieures. C'est le cas de dire, ici, avec l'orateur sacré : *Sanis, omnia sana !* Un suc gastrique puissant détruit bien des poisons ; un foie vierge les arrête au passage du torrent circulatoire...

Le traitement des accidents produits consiste dans les frictions vives, les vomi-purgatifs, les boissons diurétiques abondantes, les injections sous-cutanées d'éther. Il faut, surtout, s'efforcer d'ouvrir aux principes toxiques toutes les voies possibles d'élimination hors de l'économie.

A divers degrés, les substances alimentaires les plus dissemblables sont, d'ailleurs, susceptibles de déterminer des accidents. Que de diarrhées, d'embarras gastriques, d'éruptions ortiées, de malaises inexplicables pourraient, dans la saison estivale, être rapportés aux altérations des aliments ! Aussi, voyons-nous, dès l'antiquité et surtout dans les climats chauds

(Moïse) la législation se préoccuper activement de prévenir ces accidents *ab ingestis.*

Citons, parmi les aliments suspects, les œufs et le foie des poissons et des crustacés ; les mollusques, les escargots ; les pâtés, saucisses, boudins, hachis et autres charcuteries ; les salaisons, les foies de volaille ; les œufs gâtés ou pourris ; les diverses conserves alimentaires, dont la corruption est fréquemment trahie par une odeur aigrelette *sui generis.* Chacun sait les accidents produits, dans ces dernières années, par la morue rouge, la langouste avariée, etc... Pour éviter les empoisonnements par les boîtes de conserves, il faut, d'abord, rejeter celles qui sont gondolées ; ensuite, consommer toujours intégralement une boîte, dès qu'elle a été ouverte. Mes lecteurs trouveront, d'ailleurs, dans mon livre *Hygiène de l'estomac,* les plus amples détails sur ces questions vitales de prophylaxie individuelle. Le règne végétal lui-même n'est pas à l'abri de toute suspicion : sans parler des lentilles facticement colorées en vert, il me suffira de signaler les champignons, les pommes de terre germées, les diverses moisissures...

Parfois, la seule inhalation des produits volatils qui s'échappent des viandes en putréfaction suffit pour déterminer des accidents. C'est ainsi que la plupart des anciens étudiants en médecine ont payé leur tribut à la diarrhée dite *d'amphithéâtre.* La connaissance de l'anatomie (de mon temps, du moins) ne s'obtenait guère qu'à ce prix. Je sais pertinemment aussi que nos dévoués inspecteurs de la boucherie parisienne se plaignent volontiers d'embarras gastriques, lorsqu'il leur est arrivé, dans une journée, de procéder à de nombreuses saisies de viandes avancées. Certains aliments, même réputés bien inoffensifs, les œufs, les choux, les carottes, déterminent, pendant leur cuisson, d'abondants et odorants dégagements gazeux, composés surtout d'hydrogène sulfuré, de sulfure de carbone et de mercaptan, produits toxiques qui, dans les cantines ou dans les cuisines mal ventilées de certains restaurants, offrent, pour la santé des cuisiniers, de véritables périls (1).

(1) Voir : D<sup>r</sup> E. MONIN : *Hygiène et traitement des troubles digestifs.* (Société d'Éditions scientifiques).

XI

# CURIOSITÉS PHYSIOLOGIQUES

—

## Le Bâillement et l'Éternument

Le bâillement est un acte physiologique, en partie
involontaire, dont le but naturel est de renouveler,
plus complètement que dans une aspiration ordinaire,
l'air contenu dans les poumons. Il consiste dans une
lente et profonde inspiration, suivie d'expiration également prolongée et parfois saccadée. Le bâillement
s'accompagne presque toujours de pandiculations et
d'extensions des membres, ainsi que d'une augmentation plus ou moins considérable des sécrétions
salivaire et lacrymale.

L'écartement des mâchoires est toujours très marqué, dans le bâillement ; il importe de le modérer par
la volonté ou par l'application de la main, si l'on
ne veut s'exposer à la luxation du maxillaire, qui

est loin d'être rare pendant cet acte physiologique. Alors, la bouche reste grande ouverte, la mâchoire immobile ; les joues sont déprimées, le menton est projeté en avant, la salive s'écoule au dehors, la déglutition et la phonation sont rendues à peu près impossibles. Pour réduire la luxation, l'opérateur garnit ses deux pouces de linge et les introduit, le plus loin possible, dans la bouche du malade. Les autres doigts sont ramenés sous le menton, de manière à embrasser complètement la mâchoire, que l'on abaisse fortement, en la repoussant en arrière : pour éviter les morsures, cette manœuvre doit être faite très rapidement.

Les causes réflexes les plus ordinaires du bâillement sont l'ennui, la fatigue, la faim, le besoin de sommeil, les malaises divers. Toutes les fois que la nature a besoin d'obvier au ralentissement respiratoire, elle provoque cet acte spasmodique instinctif. Mais le bâillement peut devenir morbide : il est souvent le symptôme involontaire des digestions laborieuses et des dyspepsies à forme névropathique ; il est le compagnon fréquent des névroses. Dans l'épilepsie, il annonce le début et la fin des crises. Dans l'hystérie, il est presque aussi commun que le hoquet (1).

Il y a quelques années, on pouvait voir, à la

(1) Pour le *hoquet*, voir l'*Hygiène des Riches*, par le Dᴿ E. MONIN.

Salpêtrière, une hystérique de dix-sept ans qui bàillait plus de 7,000 fois pendant la journée. Ces cas sont rares et indiquent une grave altération des fonctions du système nerveux. Dans la chlorose et l'anémie, observons la fréquence du bâillement ; on le met sur le compte de l'ennui professionnel des jeunes filles. En réalité, le bàillement est l'indice d'un sang insuffisamment riche, dont l'oxygénation laisse forcément à désirer : il se fait, alors, instinctivement, un *appel de fonds*, si j'ose m'exprimer ainsi, au système respiratoire, puisque, le cœur échappant à l'empire de la volonté, ce système est le seul qui puisse répondre.

L'imitation a une influence énorme et bien connue sur le bàillement ; cette influence se traduit même chez les animaux, et rien n'est plus aisé que de faire bàiller un chien. Il suffit même, à certaines personnes, pour bàiller, d'imiter l'écartement des màchoires en maniant, très lentement, les branches de ciseaux et suivant des yeux leurs mouvements. Il faut une grande force de volonté pour résister à la contagion de cet acte physiologique. J'ai bâillé plus de dix fois en écrivant ce chapitre, et, à coup sùr, amis lecteurs, vous bàillerez davantage encore en le lisant. Vous pardonnerez à l'écrivain, en considération du sujet traité...

Il est parfois utile de provoquer le bàillement au moyen de l'imitation ou de l'auto-suggestion. C'est ainsi que le docteur Nægeli a démontré que l'on peut utiliser les effets curatifs de cet acte physiologique dans certaines affections de la gorge, le catarrhe de la trompe d'Eustache avec douleurs d'oreilles et affaiblissement de l'audition, les pharyngites, etc. Pendant l'acte de bâiller, il se produit, en effet, une distension remarquable de toute la musculature du pharynx et du voile du palais : le bâillement opère une sorte de massage de ces muscles, qui se dérouillent de leur torpeur et débarrassent les trompes des diverses sécrétions morbides qui s'y trouvent contenues. Toutes les mucosités tombent, ainsi, dans l'entonnoir pharyngien. C'est pourquoi, conseiller, dès le début des pharyngites, une série de bâillements successifs soulagera, instantanément, les symptômes douloureux et principalement les douleurs d'oreilles. Bien des personnes sujettes aux affections de la gorge se livrent, d'ailleurs, instinctivement au bâillement et font fréquemment avorter ainsi des poussées aiguës.

L'éternument consiste en une sorte de spasme nerveux, se traduisant par une subite explosion d'air (accompagnée souvent de mucosités) par le nez et par la bouche. On a eu grand tort, je crois, de renoncer, dans la pratique, à l'usage des sternutatoires, dont l'ancienne médecine faisait de fréquents emplois. Les poudres de marjolaine, muguet, bétoine, asaret, iris, euphorbe, etc., sont, il est vrai, remplacées avantageusement par le tabac à priser, dont l'action réflexe sur le rameau nasal du trijumeau est suffisamment intense pour être utilisée dans la provocation de l'éternument.

La sternutation thérapeutique était jadis très recommandée dans certaines affections des yeux, et surtout des voies lacrymales, ainsi que les obtusions sensorielles, les migraines et névralgies à répétition. De plus, à l'instar du rire, « le propre de l'homme », qui consiste également en inspirations saccadées plus ou moins bruyantes, l'éternument régularise la circulation pulmonaire embarrassée et rétablit l'équilibre ébranlé du système nerveux. Pour beaucoup d'auteurs,

> Enfant bien venant
> Éternue en naissant.

Je n'ai pas, ici, l'intention de décrire l'éternument envisagé comme symptôme du coryza, de l'asthme, et surtout de cette curieuse rhinite spasmodique (aujourd'hui facile à guérir), que les Anglais ont appelée *hay fever* ou fièvre des foins. Je dirai seulement que, par sa brusquerie, cet acte physiologique est susceptible de déterminer divers accidents, tels que l'avortement, la hernie, la chute du rectum et de la matrice, et même la mort rapide, par apoplexie cérébrale, étranglement herniaire, ruptures d'anévrysmes ou même d'organes. (On assure que le célèbre astronome Tycho-Brahé succomba à une déchirure de la vessie survenue sous l'action de l'éternument ; mais, dans ces cas, il faut que les parois de l'organe rompu soient en bien mauvais état).

Il est probable que l'usage de dire à qui éternue : « Dieu vous bénisse ! » — usage connu des Latins et des Grecs et que l'on a même retrouvé chez les sauvages (cette préhistoire vivante) — vient de la constatation, vieille comme le monde, de ces accidents mortels possibles.

# XII

# LE RHUME

—

Chacun a pu remarquer que l'on s'enrhume bien moins facilement par le froid sec que par l'humidité avec température modérée. C'est que le froid sec n'entrave point les fonctions, si importantes, de la peau : il active, bien plutôt qu'il ne perturbe, les actes respiratoires. L'humidité est, d'ailleurs, néfaste à une classe numériquement imposante de sujets : je veux parler des rhumatisants, marqués d'avance pour la prédisposition au rhume. Ce n'est point sans raison que *rhume* et *rhumatisme* se réclament de la même étymologie grecque.

Parmi les deux grandes causes occasionnelles de la bronchite, il faut ranger, en première ligne, les courants d'air et le froid aux pieds. Le séjour dans un appartement surchauffé doit être également incriminé, parce qu'il entretient la peau dans un état de moiteur et d'excitation habituelles, qui la rend éminemment vulnérable aux vicissitudes extérieures de l'atmosphère.

Le rhume ordinaire est une trachéo-bronchite simple, inaugurée presque toujours par un coryza plus ou moins violent. Le malade se plaint de malaise et de frissonnements ; il accuse, dans la poitrine, une sensation inusitée de gêne et de chaleur. Puis, survient la toux, ordinairement sèche et fatigante, accompagnée d'oppression légère et de douleurs contusives sur les parois thoraciques. Convenablement soignée, cette première période (dite de *crudité* par les anciens auteurs) ne tarde guère, au bout de deux ou trois jours, à se transformer.

Les symptômes pénibles ou douloureux s'atténuent alors et disparaissent même presque complètement, pour faire place à ceux, beaucoup plus supportables, de la période de *coction*. La toux devient humide et grasse, suivie qu'elle est d'expectoration blanchâtre et aérée : les crachats jaunâtres et visqueux indiquent ordinairement qu'un élément grippal, c'est-à-dire plus ou moins infectieux, s'est groffé sur la maladie *a frigore*. Bref, au bout de quinze à vingt jours de durée totale, la bronchite simple est guérie : la toux disparaît, l'expectoration devient rare. Le manque d'appétit et l'état fébrile n'existant plus, la santé revient à son état normal.

Il importe, toutefois, pour obtenir promptement cet heureux résultat, et surtout pour mettre obstacle aux complications congestives et inflammatoires qui menacent tout enrhumé (surtout lorsqu'il s'agit d'une femme, d'un enfant ou d'un vieillard) de connaître et d'appliquer, le plus tôt possible, à la bronchite simple le traitement rationnel qui lui convient.

On peut, parfois, au moyen d'une transpiration abondante, c'est-à-dire d'une active dérivation sur la peau, arrêter, dès son début, une bronchite aiguë, même très sérieuse. Je conseille, dans ce but, de prendre, au lit, une tasse de tisane avec quatre grammes de feuilles de jaborandi et vingt-cinq gouttes d'élixir parégorique.

Dans la première période du rhume, les efforts du traitement doivent tendre, d'abord, à calmer la douleur et l'inflammation des bronches ; ensuite, à transformer le catarrhe sec en catarrhe humide, pour hâter, de cette manière, l'arrivée de la deuxième période. Dans ce but, il faut conseiller les tisanes émollientes et mucilagineuses : tilleul et violette, par exemple, auxquelles on ajoute, par tasse, un gramme de benzoate de soude, qui agit, à la fois, comme expectorant et comme antirhumatismal. On soutient la nutrition à l'aide du bouillon, des potages légers, œufs à la coque, vin chaud, lait chaud additionné d'un peu de bon kirsch.

Les préparations d'opium et d'aconit, notamment sous forme de teintures, sont précieuses pour calmer les énervements de la toux. Rien ne vaut les ventouses sèches (ou même scarifiées, chez les individus très sanguins) pour calmer l'oppression respiratoire et supprimer la douleur rétro-sternale et les points de côté. Enfin, le polygala, l'ipéca, le kermès, sont classiques pour aider à venir l'expectoration. Le séjour au lit s'impose pendant les deux ou trois premiers jours : on ne saurait mieux rétablir l'équilibre organique troublé ni éloigner plus efficacement de l'arbre bronchique les agents provocateurs de la toux et de l'irritation pulmonaire.

Dans la deuxième période, il faut recourir aux remèdes dessiccateurs, qui s'éliminent par la muqueuse respiratoire et tarissent ainsi l'expectoration. Les sulfureux et surtout les balsamiques (pilules avec goudron, benjoin et poudre de Dower, 5 centigrammes de chaque, capsules de térébenthine, préparations d'eucalyptus et de créosote, etc.), atteignent le but proposé. Souvent, lorsque la bronchite tend à s'éterniser et semble vouloir passer à l'état chronique, j'ai recours, avec succès, à l'iodoforme et surtout aux iodures alcalins (celui d'ammonium principalement). Les inhalations et les pulvérisations sont, en cette occurrence, des plus utiles, pour tarir directement les habitudes sécrétoires des muqueuses. Enfin, la quinine et la caféine doivent être employées. en cas de persistance de la faiblesse et de l'état fébrile.

La bronchite est, par essence, une maladie à reprises et à rechutes. Il faut donc savoir mettre obstacle à ses incursions morbides. Si les fosses nasales sont particulièrement sensibles au coryza, on modifie cette sensibilité par les lavages à l'eau tiède salée et les poudres à base de naphtol, menthol et cocaïne. Si le rhume est coutumier de s'installer directement par la gorge, on conseillera les gargarismes et les inhalations phéniqués. Dans tous les cas, l faudra activer la vitalité de la peau, par des frictions journalières avec un mélange d'alcool camphré et de teinture d'eucalyptus et par le port direct habituel de la flanelle.

On peut remarquer que les personnes privées d'amygdales deviennent très aptes à contracter des bronchites graves. Ces organes glanduleux, que l'on a longtemps voulu faire passer pour inutiles, remplissent un office de barrière fort important. Comme l'a très bien vu Geschwind, ces deux éponges gluantes, de concert avec la luette, obstruent le passage direct de l'air froid, et surtout retiennent au passage les germes morbides de l'atmosphère. qui atteindraient brutalement la trachée et les bronches. Aussi, les spécialistes d'aujourd'hui font-ils sagement en traitant les grosses amygdales, d'abord, par les moyens médicaux (jus de citron, bicarbonate de soude), puis par le morcellement partiel ou la galvanisation caustique ponctuée.

Toutes personnes prédisposées aux rhumes doivent augmenter leur tonicité pulmonaire, au moyen de la gymnastique respiratoire rationnelle, consistant surtout en inspirations larges, suivies d'expirations prolongées. Elles éviteront le froid aux pieds habituel par la douche froide de pieds quotidienne, ne dépassant pas une minute de durée, et par l'adoption d'une bonne chaussure. A propos des applications froides, je crois que le sac de glace sur le sternum possède aussi une action utile et favorable contre la bronchite ; mais on redoute (chez nous, surtout) cet énergique moyen, que l'on réserve pour les cas graves d'inflammations broncho-pulmonaires (emploi du drap mouillé, enveloppements de Priessnitz).

Les tousseurs feront bien de ne jamais dépasser, dans leurs logements, 16° de température ; ils feront usage d'une alimentation riche et réparatrice, principalement de corps gras (huile de foie de morue). Comme médicaments préventifs, je leur recommande, de préférence, l'iode et l'arsenic; l'exercice actif au grand air et les bains sulfureux fréquents sont aussi, pour eux, de puissants engins d'aguerrissement contre la toux, surtout si les prédisposés peuvent fuir, en hiver, notre climat, brumeux et froid, pour une atmosphère plus chaude et plus sèche, et surtout plus visitée par le soleil, ce roi des médecins.

# XIII

# GRIPPE, INFLUENZA

—

La grippe n'est pas, à proprement parler, une maladie grave. Elle tue peu par elle-même : elle est surtout redoutable par son cortège broncho-pneumonique. Si l'on considère le chiffre de la mortalité, dans les épidémies les plus sérieuses, en le mettant en regard du nombre des sujets frappés par la grippe, on arrive peut-être à une proportion *maxima* de 2 ou 3 décès p. 1,000 : si ces 2 ou 3 arrivent à faire un gros chiffre, c'est uniquement à cause de l'expansion pandémique habituelle de la maladie.

Les formes morbides débutent ordinairement par un malaise plus ou moins intense, accompagné de brisement des forces. Bientôt, les muqueuses des voies respiratoires se congestionnent, principalement celles du nez et de la gorge, et cet état congestif se traduit par l'oppression et par la toux. Alors, la fièvre apparaît ;

la courbature se prononce ; le malade se plaint de points de côté, d'un état douloureux et rhumatoïde de tous les membres ; s'il veut rester levé, il souffre de vertiges, de névralgies frontales et sus-orbitaires, ainsi que d'une aggravation de son oppression.

Parfois, le poison grippal envahit l'économie par le canal digestif et manifeste sa présence par des vomissements, des coliques, de la diarrhée. Mais ce qui domine, en maîtres, le tableau de l'influenza, ce sont les symptômes nerveux. Le malade se plaint d'un grand affaiblissement général ; il est triste, découragé, pessimiste ; il ne peut surmonter son inappétence rebelle, due surtout à une profonde perversion du goût et de l'odorat. Il se sent inapte au plus simple travail intellectuel et accuse une étrange impuissance d'agir, de vouloir, de penser même.

Les formes accentuées de l'influenza se rencontrent surtout chez les vieillards et chez les sujets débilités, qui offrent à l'infection un terrain pour ainsi dire tout préparé d'avance. Parmi les valétudinaires, ce sont surtout les phtisiques, les diabétiques, les alcooliques, les cardiaques, les cérébraux, qui peuvent, à bon droit, redouter les atteintes de la maladie. Elle cause, dans les rangs de ces *chroniques*, les deux tiers au moins de ses ravages. Elle précipite d'une manière particulièrement rapide la marche de la phtisie.

La grippe est le type de l'épidémie démocratique : elle ne respecte pas plus les quartiers riches que les quartiers pauvres. Cette particularité plaide, selon moi, en faveur de ses origines telluriques et sidérales et contre la contagion, que, pour ma part, je n'admets qu'avec les plus expresses réserves. Que savons-nous, au reste, de précis, sur les conditions atmosphériques de la grippe ? L'humidité et le froid, disent les auteurs classiques, et surtout les brusques variations de température, fréquentes au printemps : voilà les caractères des constitutions épidémiques grippales.

Or, depuis cinq à six ans, la chaleur sèche et le beau fixe n'ont point empêché, chez nous, l'influenza de s'installer commodément. Il est vrai que l'on se rejette, maintenant, sur la doctrine des hautes pressions barométriques : mais vous verrez reparaître, une année prochaine, l'influenza, avec un baromètre au variable et à la pluie. Une autre particularité non moins bizarre, c'est l'immunité relative du groupe infantile, immunité constatée, surtout, au cours des épidémies de 1890, 1892 et 1894.

Parfois, l'invasion de la grippe revêt une forme tellement intense qu'elle peut en imposer pour une méningite, une fièvre typhoïde ou le typhus même (comme cela s'est vu, maintes fois, dans ces derniers temps). Elle simule aussi l'angine de poitrine, jusqu'à entraîner la mort, à l'instar de cette grave maladie. Ces formes insolites d'influenza sont, à la grippe vulgaire, ce que le choléra-morbus foudroyant est au simple choléra-nostras...

La broncho-pneumonie-grippale est une complication infectieuse particulièrement fréquente chez les vieillards et chez les affaiblis. On peut la prévenir, en temps de grippe, en conseillant de fréquents gargarismes et lavages buccaux avec l'eau phéniquée au 300ᵉ et l'introduction, deux fois par jour, dans les fosses nasales, d'un peu de vaseline liquide salolée. On préservera les influenzés de la faiblesse, en les soutenant avec du bon vin, des œufs, du lait, du jus de viande, du thé de bœuf, etc., auxquels on ajoutera les médicaments-aliments *dynamophores*, toniques du cœur et du système nerveux : café, maté, kola, coca, cacao, etc.

Ce qui rend grave la broncho-pneumonie grippale, c'est qu'elle occupe ordinairement les deux poumons, obstruant les voies de l'air jusque dans leurs ramifications les plus ténues. Alors, l'oppression devient haletante : le malade, cyanosé, est la proie d'une ardente fièvre et d'une toux continue. L'issue funeste a lieu par suffocation et asphyxie. Parfois, la révulsion, les bains tièdes, les préparations d'ipéca et d'aconit ont réussi à la conjurer. J'ai pu sauver *in extremis* un vieillard, au moyen de la saignée, trop reléguée, hélas ! aujourd'hui, au rang des vieilles lunes... On doit aussi essayer, dans les cas graves, le bain froid à 16° et les injections intra-musculaires, répétées, de benzoate de caféine et d'éther sulfurique.

Après avoir esquissé le traitement de la broncho-pneumonie, il me faut dire quelques mots du traitement de la grippe en général. Il est bon de commencer toujours par administrer un vomitif ou mieux un éméto cathartique : contre un empoisonnement, ne cherche-t-on pas, tout d'abord, rationnellement, à éliminer le poison ? On combattra, ensuite, l'élément infectieux par la quinine (50 centigr. par jour) et par les lavements avec 2 gr. d'antipyrine et 2 gr. de salicylate de soude. Le système nerveux sera remonté par les toniques. L'élément congestif sera éloigné par les ventouses scarifiées et l'enveloppement au drap mouillé...

Contre le catarrhe bronchique, je conseille le chlorhydrate d'ammoniaque, dans une potion camphrée ; contre la sécheresse de la gorge, les gargarismes avec l'infusion de thé vert, additionnée d'une pincée de poudre de capsicum ; contre l'insomnie, le bromure de strontium ; contre l'inappétence, une bière amère, coupée d'eau alcaline, et trois granules par jour d'arséniate de strychnine à 1 milligramme.

Il faut souvent bien des semaines, pour éteindre complètement l'écho des perturbations nerveuses apportées par la grippe dans notre fragile économie ; on voit même des sujets chez qui, malgré les traitements les mieux dirigés, l'équilibre de la santé ne s'est point rétabli intégral. Nulle convalescence ne traîne plus en longueur que celle de la grippe : il nous arrive, tous les jours, d'avoir à soigner des accidents nerveux ou gastro-intestinaux en filiation lointaine, mais directe, avec une attaque, même bénigne, d'influenza.

Que dire de ceux qui ont été plus sérieusement atteints ? Ceux-là demeurent longtemps apathiques, amaigris et de mauvaise mine, se plaignant de maux de tête et d'insomnie, de troubles digestifs variés et surtout d'une déchéance marquée de la volonté et de l'énergie cérébrale. On voit aussi persister, à l'état chronique, les douleurs et l'impotence musculaires. J'ai employé, dans des cas de ce genre, avec succès, les injections de phosphate de soude. Quant à la persistance, fréquente, de la toux nerveuse, je conseille, pour en avoir raison : 1 gr. de benzoate de soude au lever ; 3 capsules d'eucalyptol à chaque repas ; et le soir, en se couchant, un paquet composé de dix centigrammes de poudre de belladone et vingt-cinq centigrammes de poudre de Dower.

Sur les complications nerveuses de la convalescence, les médicaments ne possèdent pas une influence bien fidèle. Mieux vaut recourir, d'emblée, aux modificateurs physiques, dont les principaux sont les climats et les eaux minérales. Ce sont les stations de montagne et les douches froides (en lance, appliquées sur la colonne vertébrale), qui nous ont paru exercer l'action régénératrice la plus efficace sur le système nerveux central dont les fonctions ont été stupéfiées par le poison grippal.

La grippe est lâche. Elle s'attaque, de préférence (ainsi que je l'ai déjà dit), aux tempéraments affaiblis, aux constitutions ébranlées et témoigne sa prédilection surtout aux vieillards et aux sujets qui souffrent d'affections anciennes du cœur ou des poumons. Dans ces cas-là, la forme congestive pulmonaire prédomine ordinairement ; mais on observe aussi une forme gastro-intestinale, qui touche à l'intestin et se traduit par de la diarrhée cholériforme soudaine, mais plus effrayante que grave.

On envisage, aujourd'hui, l'influenza comme une fièvre infectieuse spécifique, causée par la pénétration dans notre économie d'un germe morbide particulier. Bien que les résultats positifs nous manquent encore, au point de vue du germe spécifique, la contagion, lorsqu'elle existe, paraît due à une réceptivité morbide générale et peut-être aussi à une exaltation de la virulence miasmatique grippale... Parmi les causes cosmiques les plus favorables à la dissémination épidémique et à la transmission de l'influenza, il faut ranger, en première ligne, l'humidité persistante et considérable de l'atmosphère.

Les premiers symptômes ordinairement accusés par un grippé consistent dans la fièvre et les points de côté. Le point de côté est un symptôme (disons-le en passant) commun à bien des états divers. Tantôt, on le voit apparaître à la suite d'un exercice immodéré, d'une course contre le vent : il est dû, alors, à un

gonflement de la rate causé par une entrave circulatoire. Tantôt, il apparaît sur le trajet des nerfs inter-
costaux, à des points typiques, qui font immédiatement
reconnaître une névralgie. Il y a aussi la douleur, plus
diffuse, du rhumatisme musculaire, commune surtout
à gauche (à cause de l'agitation imprimée, de ce côté,
par les mouvements du cœur à la paroi thoracique).
Nous avons encore les douleurs *ostéocopes* de la syphilis ; celles-là existent surtout la nuit et ont une
origine sinon osseuse, du moins périostique. Les sujets
flatulents ou atoniques de l'estomac éprouvent aussi
des points de côté, par suite de la compression nerveuse intercostale, que détermine le diaphragme repoussé
par le ballonnement. Enfin, nous avons les points de
côté, plus aigus et comme plus solennels, de la pleu-
résie, sèche ou avec épanchement, et de la pneumonie
ou fluxion de poitrine.

C'est à ce dernier genre que se rattache le point
de côté grippal, sorte de diminutif de celui de la
pneumonie, causé par une fluxion congestive ou irri-
tative de l'appareil respiratoire. Toutefois, la douleur
est moins vive et moins fixe, en général, que dans la
pneumonie, et les ventouses sèches ou scarifiées (lorsque le sujet est robuste), ont rapidement raison de ce
symptôme. C'est peut-être ce qui fait croire à certains
médecins qu'ils ont pu, dans bien des cas, juguler
une fluxion de poitrine ! Méfions-nous des erreurs de
diagnostic, fréquentes en tous temps, mais surtout aux

époques d'épidémies grippales. Il y a, en effet, dans l'influenza, un élément nerveux qui déconcerte, et souvent aussi un tableau morbide étrange, dont les traits sont capricieux et désordonnés au plus haut point.

La forme classique de l'influenza se traite par le repos au lit ou dans une chambre chaude et bien aérée ; la demi-diète, composée de bouillon, de lait et d'œufs à peine cuits. Comme tisane, la meilleure consiste dans du thé chaud, bien sucré, additionné d'un peu de vieux kirsch, ou (à défaut de ce dernier) d'un peu de rhum et de quelques gouttes d'eau de laurier-cerise. Toutes les deux heures environ, pendant la journée, on prescrit, en outre, un cachet ainsi composé : 10 centigrammes de bromhydrate de quinine, 5 centigrammes de citrate de caféine et 30 centigrammes d'analgésine. On ne tarde pas à voir la fièvre, le mal de tête et les symptômes de courbature générale s'atténuer et disparaître, sous l'empire de cette médication.

Pour favoriser le sommeil paisible, entretenir la moiteur de la peau, mettre un frein à la toux nocturne, rien ne vaut, à mon gré, la poudre de Dower (0.40 centigrammes) mélangée à celle de soufre précipité (0.75) (cette dernière ayant l'avantage de tenir le ventre libre et d'exercer une certaine action expectorante et antiseptique). Enfin, j'ai l'habitude de faire pulvériser ou évaporer, au bain-marie, dans la cham-

bre où se tient le malade, un mélange d'un tiers d'eucalyptol avec deux tiers d'essence de térébenthine, pour
purifier, balsamifier l'atmosphère et modifier ainsi,
par une inhalation permanente, l'état catarrhal de l'arbre
bronchique.

Dans la forme gastro-intestinale de la grippe, je
prescris, quatre fois par jour, un cachet composé de
10 cent. de poudre de noix vomique, 20 de sulfate
de quinine et 20 de salicylate de bismuth. Je conseille, en outre, dans la journée, deux tasses de café
sucré avec du sirop de gomme additionné de dix à
quinze gouttes d'élixir parégorique.

Lorsque le cœur est affaibli et menacé, et surtout
quand la sécrétion rénale est fortement diminuée, je
donne, trois fois par jour, dans une forte infusion
de kola, dix gouttes de teinture de digitale et j'insiste
pour que le malade boive, dans sa journée, deux à trois
litres de lait, additionné, par litre, de 2 grammes de
benzoate de soude.

## XIV

# DU CRACHEMENT DE SANG

—

Le crachement de sang, ou *hémoptysie*, n'est pas une maladie : ce n'est qu'un symptôme. Mais c'est un symptôme important pour le médecin et pour le malade, au triple point de vue du diagnostic, du pronostic et du traitement. A la suite d'un état de malaise général, souvent assez court, un malade (parfois même un sujet jouissant de la meilleure santé apparente) accuse une sensation particulière de chaleur dans la poitrine, avec un peu de toux sèche, une oppression insolite, une courbature thoracique plus ou moins marquée. Bientôt après, un goût métallique prononcé (goût de sang) est perçu par le malade, qui ne tarde pas, après quelques chatouillement internes, à expectorer des crachats sanglants, parfois des flots de sang.

Alors, sa poitrine bouillonne, sa face pâlit, sa

respiration devient anxieuse et comme suffoquée, l'émotion morale surajoutant, d'ordinaire, ses effets nerveux à la débilitation causée par la perte du sang.

Le devoir du médecin est, d'abord, de vérifier si le sang provient bien réellement des voies respiratoires et non de la gorge, du nez, des gencives, des parois buccales, etc...

Cette constatation faite, il n'est pas toujours aisé de débrouiller les causes prochaines et les origines véritables de l'hémoptysie. Est-elle un symptôme morbide sérieux et grave, ou bien sera-ce un accident passager. sans lendemain ? *That is the question.*

Rare dans l'enfance et dans la vieillesse, l'hémoptysie peut survenir à la suite d'un changement brusque et considérable dans la pression atmosphérique : ascensions aérostatiques, plus rarement ascensions alpestres ; descente des scaphandriers au fond des mers, etc.; d'autres fois, des cris violents, une fatigue extrême des organes vocaux ou respiratoires, le froid ou la chaleur excessives, l'état d'ivresse, le bain de vapeur, une habitation surchauffée par des calorifères défectueux, etc... Mais, dans ces cas, il faut toujours invoquer une prédisposition spéciale, tout au moins une fragilité particulière des vaisseaux. Un choc violent sur la poitrine, les fractures et enfoncements des côtes, les professions à poussières et à vapeurs irritantes peuvent, au contraire, causer l'hémoptysie chez les sujets les moins prédisposés.

Mais, au premier rang des causes, neuf fois sur dix, figure la phtisie pulmonaire. Le crachement de sang s'observe à toutes les périodes de la maladie. Assez fréquemment, c'est un phénomène de début, *initial*, qui éclate chez un sujet relativement bien portant, mais souvent de souche arthritique ou rhumatisante. L'hémoptysie du début de la tuberculose est une simple exhalation sanguine, d'origine fluxionnaire ou congestive, tandis que l'hémoptysie finale est due à l'ulcération des poumons, à la rupture des artères situées dans les cavernes tuberculeuses. Il est donc bien évident que le symptôme sera, dans ce dernier cas, beaucoup plus grave et d'un traitement plus difficile, plus aléatoire.

Après les crachements de sang des phtisiques, ce sont ceux des cardiaques qui sont le plus fréquemment observés. Alors, le sang est ordinairement moins abondant, son irruption provenant plutôt d'une hémorragie proprement dite. De plus, les cracbats sont souvent visqueux et noirâtres, tandis que, chez les phtisiques, ils sont vermeils et rutilants et semblent avoir été battus avec l'air.

Aussi grave que rare chez l'enfant, l'hémoptysie est volontiers bénigne dans le sexe féminin. Cette bénignité s'explique par les relations qu'elle affecte assez souvent avec la fonction menstruelle. On peut envisager, en effet, fréquemment, ce symptôme comme une sorte de déviation de fonction, ou, si vous aimez mieux, d'hémorragie supplémentaire, survenant, de préférence, chez les femmes nerveuses, hystériques, chlorotiques. Le meilleur traitement de ces hémoptysies, je le dis en passant, consiste dans la teinture d'hydrastis, administrée, à la dose de 10 à 15 gouttes par jour, 8 à 10 jours avant l'époque présumée des règles. On continuera la médication pendant celles-ci. Même traitement s'applique aux hémoptysies qui apparaissent pendant le cours de la grossesse, ordinairement vers le cinquième mois.

« Le poumon, a dit l'immortel Harvey, est le trésor du sang. » Nous devons donc nous efforcer d'empêcher la vie de fuir, avec le sang, par les canaux aériens. Avant de rechercher les causes et de diriger nos efforts contre elles (ce que le médecin philosophe doit toujours s'efforcer de faire), une indication primordiale surgit, tout d'abord : il faut, sans retard, parer à la perte hémorrhagique, qui (même médiocre) a le don de terrifier le malade et son entourage. Parfois, lorsqu'on n'a rien sous la main, une grande cuillerée à soupe de sel de cuisine, avalée avec quelques gorgées d'eau, a pu triompher d'une hémoptysie à ses débuts.

Le malade sera tenu dans un repos complet et absolu. On lui recommandera de rester assis sur son lit, la poitrine et la tête étant soutenues par de nombreux oreillers. Le silence absolu, la confiance et le calme respiratoire, dans une chambre bien aérée, sont, ici, de rigueur. On prescrira des aliments froids et peu copieux : lait, bouillon et vin glacés, limonade sulfurique, par demi-verrées, toutes les heures ; dix gouttes de perchlorure de fer, toutes les trois heures, dans un peu d'eau. On appliquera sur la poitrine des ventouses sèches, remplacées, après effet, par de la flanelle imprégnée de chloroforme. Si le crachement sanglant continue, on aura recours à l'injection sous-cutanée d'ergotine. Le docteur Gros, d'Alger, recommande aussi l'application de glace sur les parties génitales. Cette étrange méthode cause une oppression, paraît-il, très pénible, à la suite de laquelle l'hémorragie la plus violente s'arrête ordinairement.

Dans les affections du cœur, la saignée est souvent indiquée pour mettre fin aux crachements de sang. On y joindra une potion avec 100 grammes de sirop de codéine, 2 grammes d'iodure de sodium et 2 grammes de bromure, prise, par cuillerées à soupe, dans les vingt-quatre heures. N'abusons point, toutefois, des narcotiques, qui, en supprimant totalement les efforts de toux, sont capables d'empêcher l'expulsion du sang amassé dans les bronches et de faciliter ainsi l'asphyxie.

Le malade qui a souffert d'hémoptysie devra, pour en éviter le retour, fuir les fatigues physiques et morales, éviter les soirées, le théâtre, le café, les grandes réunions ; se coucher tôt, se garder du tabac et des excès de table, rechercher les climats tempérés, à l'abri des vents du Nord ; abandonner les exercices violents pour la marche modérée en plein air, les frictions stimulantes, les bains sulfureux. Il ne saurait, enfin, prendre contre le froid de trop grandes précautions.

Il est des hémoptysies au-dessus des ressources de l'art. Que faire contre un anévrysme de l'aorte qui s'ouvre dans les poumons ? Pourtant, on peut encore retarder la mort, dans ces occurrences fatales, par l'application des grandes ventouses Junod ou les ligatures pratiquées, immédiatement, au-dessus des coudes et au-dessus des genoux.

# XV

# LES ALBUMINURIQUES

La Société des médecins de Londres a, récemment, discuté la question des rapports de l'albuminurie avec l'assurance sur la vie. Il faut dire que le mal si magistralement décrit par Bright est très commun en Angleterre : le climat insulaire, la diathèse goutteuse, les abus de l'alcool et du régime carné, nous expliquent cette fréquence. Quoi qu'il en soit, il a été décidé que la constatation de l'albumine dans l'urine, après trois examens successifs, pratiqués à quelques semaines de distance, devait suffire pour éliminer le candidat à l'assurance. D'après M. Poore, une albuminurie permanente, mais légère, est compatible avec la *life insurance ;* mais elle fera fortement élever le taux des primes. M. Douglas Power pense, avec raison, qu'il faut tenir grand compte de l'âge : au-dessus de soixante ans, un certain degré d'albuminurie n'est pas compatible avec une longue vie. M. Poore a rapporté le cas d'une dame de 76 ans, albuminurique depuis plus de 20 ans. M. Héron a cité le cas d'une autre dame, atteinte, à 18 ans, de néphrite scarlatineuse, qui survécut 22 ans, eut des enfants et ne cessa pas, durant ses 22 années de survie, de présenter de l'albumine dans les urines.

Ces cas heureux de compatibilité d'une grave affection avec la vie normale et la santé relative, impliquent, nécessairement, des soins d'hygiène assidus et précis. Toutefois, l'albuminurie ne nécessite pas toujours (loin de là), comme on se le figure dans le public, sur la foi d'opinions médicales outrancières, le régime lacté rigoureux. On commence aujourd'hui, de tous côtés, à revenir de cette exagération, qui fut funeste à bien des malades. Le régime lacté convient surtout dans les états aigus de la néphrite, lorsqu'il y a des signes d'urémie, une albuminurie abondante ou bien des lésions secondaires du côté du cœur, des accidents d'hydropisie prononcée. Dans ces cas, la meilleure manière d'instituer le régime lacté consiste à envoyer le malade à la campagne et à lui procurer une vache jeune, bien portante, bien nourrie, porteuse d'un lait de deux mois. Le lait sera pris par tasses toutes les deux heures, immédiatement après la traite, jusqu'à concurrence de 4 à 5 litres par 24 heures.

Rien ne vaut, assurément, ce régime, pour éloigner des accidents menaçants et restaurer la perméabilité du filtre rénal. Il est bien rare que, pris dans ces conditions, le lait devienne l'objet d'une intolérance invincible. Mais il faut se servir de la diète lactée comme d'un expédient et ne pas la prolonger au delà de deux à trois mois, parce qu'elle ne suffit pas à l'entretien parfait de la machine organique. Toutefois, le lait fait généralement perdre peu de poids, son beurre alimentant l'organisme en graisse. C'est surtout par la pénurie des matériaux azotés que pèche le régime. Aussi, les forces musculaires diminuent-elles rapidement sous son influence, et le malade a bientôt conscience de cette déperdition : il souffre d'anémie, d'atonie cardiaque, avec étouffements, palpitations au moindre effort. Ce qui prouve bien que les accidents ont une origine lactée et non albuminurique, c'est qu'en supprimant en ce moment le lait, on ramène promptement l'énergie vitale et la vigueur musculaire par un régime plus substantie

La diète lactée nuit beaucoup aux voies digestives : elle développe dans l'estomac de la flatulence, du catarrhe, de la dilatation ; elle entraîne un échauffement intestinal invincible. Enfin, Vergely prononce contre elle une accusation plus grave : d'après cet éminent clinicien, le lait lave et draine, en quelque sorte, tous nos tissus organiques ; non seulement il ne leur apporte pas d'azote, mais il leur enlève quantité de matières azotées.

En résumé, le lait, sédatif et éliminateur, doit être réservé pour les poussées aiguës des néphrites : dans l'albuminurie ancienne et chronique, il suffira de le donner comme boisson. C'est le régime mitigé ou mixte. Les œufs, à la dose modérée de 2 à 3 par jour, seront alors très utiles comme aliment réparateur ; je les conseille, ordinairement, bien cuits, sous forme d'omelettes ou d'œufs brouillés, ce qui permet de donner deux jaunes pour un blanc. N'oublions pas, en effet, que, d'après Cl. Bernard, l'abus de l'albumine peut aggraver la néphrite, la faiblesse générale et les vertiges. Aux œufs, nous ajouterons les fromages frais, les poissons blancs d'eau douce, les légumes verts en purées, les viandes blanches (volailles, cervelles, veau braisé, agneau).

Les aliments à éviter sont : le gibier, les viandes rouges peu cuites, la charcuterie, les crustacés et les mollusques, le sucre de canne, les radis, la moutarde, les asperges, l'alcool, le café, le thé, tous grands facteurs d'aggravation albuminurique. Penzoldt estime, avec raison, que l'irritation journalière, ou fréquemment répétée, par des substances alimentaires de cette nature et la simple répétition habituelle d'un régime puissamment animalisé représentent les grandes causes du mal de Bright. Hartmann se mit au régime journalier de 1 kilog. de jambon : le deuxième jour, il eut de l'œdème et, le quatrième jour, de l'albuminurie, qui disparut après deux jours d'un régime frais ordinaire. Il est probable que le régime carné abusif provoque la pléthore albumineuse du sang, par peptonisation imparfaite : alors, le rein n'àrrête plus la totalité de l'albumine contenue dans ce liquide. La surcharge veineuse et l'obésité, après quarante-cinq ans, sont des causes fréquentes d'albuminurie.

Les aliments les plus dangereux, quand les reins fonctionnent mal, sont les extraits de viande, les bouillons concentrés, le gibier, très riches en ptomaïnes toxiques. Il ne faut pas sortir des viandes fraîches très cuites, braisées, gélatineuses : poule au riz, tète de veau, bœuf mode. En hiver, les purées de lentilles, fèves, pois, haricots, pommes de terre, carottes, céleri, chicorée, artichauts, crosnes ; le macaroni, les nouilles, le gruau, la semoule, le tapioca ; le beurre frais, les huiles, le chocolat compléteront le menu alimentaire. On évitera les sucreries et pâtisseries, les condiments (sauf le sel, l'oignon et le jus de citron), les légumes acides (oseille, tomate) ou trop riches en potasse (épinards). On redoutera, surtout le soir, la surcharge gastrique par les repas trop copieux. Voici un type excellent de régime mixte, proposé par Sée pour éviter tout travail aux reins malades et réparer suffisamment les pertes de l'organisme : 1,000 gr. de lait, 250 gr. de pain blanc grillé, 500 gr. de potage (purée ou panade), 100 gr. de macaroni, pâtes ou pommes de terre, 50 de beurre, 50 de sucre (pour 24 h.).

L'albuminurique fera, journellement, un exercice progressif en plein air, exercice dont la sensation de fatigue lui tracera les limites. Il évitera la marche forcée, le travail manuel pénible, le froid, l'humidité, .es variations de température, le surmenage des centres nerveux. Il recherchera la chaleur, l'air sec, l'égalité du climat et favorisera les éliminations nécessaires par le moyen des frictions sèches et humides, des massages modérés, des bains d'air chaud et des purgations légères tous les trois ou quatre jours

## XVI

# VARIOLE ET VACCINE

---

Dès que la variole est signalée quelque part, il faut recourir, sans retard, à la vaccine. Elle offre à tous une prophylaxie certaine et dénuée de danger. L'empire d'Allemagne, qui a su organiser supérieurement la vaccination, ne perd plus guère, par variole, qu'une centaine de ses sujets, annuellement, tandis que quinze mille Français succombent encore actuellement à cette maladie, année moyenne. Telle est l'éloquence des chiffres.

Je n'en suis pas, pour autant, partisan de l'obligation légale de la vaccine, estimant que la liberté individuelle est au-dessus de toute contrainte doctrinale ou administrative. C'est avec les règlements de police et le bras séculier que l'on transforme les dévoués partisans d'une hygiène facultative en adversaires irréconciliables des mesures sanitaires obligatoires. C'est du *bill* « de la vaccine » qu'a surgi la puissante Ligue antivaccinale anglaise... Faisons donc de l'hygiène une affaire de mœurs, d'instruction, de persuasion, et méfions-nous toujours des mesures de coercition législative :

> Je hais ces preux portés à faire entrer leur foi
> Dans le ventre des gens, comme une arme aiguisée,

et j'estime qu'en France, comme en Angleterre, on attrape plus de mouches avec du miel qu'avec du vinaigre. Voulez-vous créer à la vaccination, que presque tout le monde accepte, un foyer de résistance systématique? Vous n'avez qu'à voter l'obligation de cette pratique.

Il faut, du reste, avoir la bonne foi de reconnaître que, si l'Angleterre et l'Allemagne ont vu diminuer, beaucoup plus que nous, leur mortalité variolique, cela tient pour une large part à ce que ces pays ont su, de longue date, organiser l'isolement des varioleux. S'il existait une loi à faire, ce serait, à coup sûr, celle qui éviterait les dangers d'une contagion, certaine et immédiate, par un sujet contaminé.

C'est à la période de dessiccation des pustules que les dangers de la contagion sont les plus graves. Il faut bien savoir que les formes les plus discrètes, les plus légères, de la variole, sont capables de transmettre les formes les plus confluentes et les plus graves même des varioles noires mortelles. Le virus n'est rien, le terrain est tout : c'est le milieu vivant qui crée la virulence. Aucun âge n'est à l'abri de la contagion : aussi, la revaccination s'impose-t-elle à tout âge. Elle n'est inutile que pour les variolisés, une première atteinte morbide conférant une immunité, à peu près absolue, dans l'avenir.

L'incubation de la variole dure de huit à dix jours. Son invasion s'annonce par un grand frisson, suivi de fièvre violente, de douleurs lombaires caractéristiques, mal de tête, mal d'estomac, vomissements. L'éruption apparaît au bout de deux jours, et alors elle est presque toujours confluente, ou bien elle attend trois et quatre jours pour se montrer ; et alors, elle a l'avantage d'être discrète. Vers le sixième jour, les papules se transforment en vésicules, puis en pustules ombiliquées, qui se dessèchent vers le dixième jour et se changent, définitivement, en croûtes adhérentes. Celles-ci tombent du vingtième au trentième jour. laissant des cicatrices plus ou moins visibles.

La maladie est surtout grave chez les vieillards et chez les tout jeunes enfants ; elle revêt sa forme noire ou hémorrhagique chez les débilités, les alcooliques. Le pouvoir préventif du virus jennérien a rendu beaucoup moins communes les formes graves, surtout dans l'enfance ; la variole ne réapparaît que lorsque ce pouvoir est périmé, c'est-à-dire au bout de dix à douze ans. On voit, en réalité, peu de cas, actuellement, au-dessous de vingt ans ; mais, à partir de cet âge, où le mouvement nutritif organique est si marqué, les chances de contracter la maladie augmentent notablement. Aussi, la pratique de la revaccination devient-elle impérieuse : c'est à cette sentinelle vigilante que nos armées doivent l'immunité relative dont elles jouissent.

Tout varioleux pauvre, qu'il est impossible d'isoler dans une chambre spéciale, doit être hospitalisé. Lorsqu'on peut recevoir le malade dans une pièce écartée, on débarrasse cette pièce de ses tentures et de ses tapis ; on la ventile par un bon feu de cheminée ; on dispose le malade à l'abri des rayons solaires, qui rendent plus visibles (on l'a, depuis longtemps, observé) les cicatrices de la face. On ne laisse en contact avec le varioleux que les personnes destinées à lui donner des soins. Ces personnes sont, préalablement, revaccinées ; elles se lavent fréquemment le visage et les mains avec des solutions antiseptiques ; elles ne doivent jamais manger dans la chambre. Le linge de corps et les draps sont changés tous les deux jours et désinfectés, avant lavage, par le chlorure de chaux ou le sublimé. Les fumigations soufrées, bien faites suffiront à assainir la chambre du varioleux, à l'issue de la maladie.

Le traitement *local* de la variole ne doit jamais être négligé. Il a pour but un résultat surtout esthétique : empêcher les cicatrices vicieuses que laissent

sur la face les pustules de variole. On a préconisé,
dans ce but, les pulvérisations et badigeonnages avec
les solutions de sublimé, l'emplâtre de Vigo *cum
mercurio*, la cautérisation individuelle des pustules
par le crayon de nitrate d'argent taillé en pointe
fine, etc... Je préfère les onctions faites, alternative-
ment, matin et soir, avec l'huile de ricin, phéniquée
au cinquantième et avec le mélange, par parties
égales, d'onguent gris, de glycérine et de savon de
potasse.

Quant au traitement général, il est surtout *hygiénique*. On peut hâter la marche de l'éruption par des
potions avec le quinquina et l'acétate d'ammoniaque
ou, mieux, avec l'éther et l'opium. Dans les formes
graves, il faut remédier, par des médications symptomatiques, aux hémorragies, à la faiblesse du cœur,
ainsi qu'aux diverses complications ; prescrire, à l'intérieur, les potions à l'acide salicylique, les capsules
d'essence de térébenthine, etc... Sydenham et Trousseau ont obtenu, dans des cas désespérés, des succès
nombreux avec les bains frais, très courts et suffisamment répétés : la fièvre, le délire, l'agitation
excessive, ne résistent pas à cette médication énergique. Même dans les formes bénignes, il ne faudra
pas négliger les soins de la peau : trois fois par
jour, on lotionne tout le corps avec de l'eau tiède,
aiguisée de vinaigre phéniqué. On enveloppe ensuite
le malade dans un drap chauffé, recouvert d'une

bonne couverture de laine et on lui fait boire une tasse de tisane chaude de *sarracenio purpurea*, additionnée d'une cuillerée d'*élixir de Mindererus*, vieille et excellente formule de stimulant diffusible, ayant pour base l'acétate d'ammoniaque.

# XVII

# LE TYPHUS

---

On a pu s'étonner de la réapparition récente de ce mal, depuis longtemps inconnu *in aere parisiensi* : il serait absurde de s'en effrayer. Le typhus n'est pas plus grave que la fièvre typhoïde : il semble se localiser et s'éteindre dans les lieux où il a pris naissance, c'est-à-dire dans les prisons et les dépôts de mendicité. La misère et l'encombrement constituent les causes primordiales du typhus. Le typhus est, toutefois, une nouveauté pour les médecins de notre génération : depuis 1814, on ne l'avait pas vu épidémique à Paris. Chacun sait les ravages qu'il accomplit sur notre armée en Crimée. Depuis cette époque, il a régné au bagne de Toulon ; il paraît être endémique dans certaines localités de notre Bretagne, où, de temps à autre, on assiste à son réveil épidémique (épidémie de l'île Tudy, 1891). Les autres foyers européens d'endémicité sont : l'Irlande, la Silésie et quelques provinces baltiques et danubiennes.

Le typhus est un fléau relativement moderne, puisqu'il ne date que du siège de Naples (1528). Depuis le seizième siècle, il se montre le compagnon assidu des grandes guerres et des longs sièges ; on le voit, constamment, marcher avec les armées victorieuses ou vaincues. Il règne en maître au dix-huitième siècle, depuis la guerre de Sept-Ans jusqu'en 1817. On sait de quelle manière il a décimé nos armées de la République et du Premier Empire. Après 1817, on put, cependant, pendant trente-sept ans, croire à l'extinction totale du fléau ; malheureusement, notre campagne de Crimée (1854) vint abolir ces espérances.

Dans toutes les épidémies typhiques, on note, constamment, comme causes prédisposantes, la misère, la malpropreté, la famine (Irlande), l'absence d'hygiène. Le typhus ne frappe, en effet, que les sujets affaiblis par les privations, la diarrhée, les fièvres ; il s'attaque uniquement à ceux dont la nutrition est défectueuse. Il apparaît dans les prisons, les dépôts de mendicité, les hôpitaux encombrés de malades et les navires fermés. En Crimée, à cause du froid rigoureux, nos soldats étaient forcés de s'infecter mutuellement, sous des tentes étroites, et l'on put vérifier alors, par l'explosion du typhus, toute la valeur du cruel mot de

Jean-Jacques : « Le miasme de l'homme est un poison pour ses semblables. »

La contagion directe du typhus, admise de tout temps, a été pleinement démontrée, en cette funeste campagne du dernier Empire, par les hécatombes de médecins, de sœurs de charité et d'infirmiers appartenant au personnel ambulancier. Mais la diffusion du contage est, heureusement, très faible, à distance, même dans les hôpitaux, surtout si l'on prend soin de disséminer les malades.

L'incubation du typhus varie de un à quinze jours. Le début est brusque : le malade se plaint de mal de tête, mal de reins, douleurs dans les membres, perte d'appétit. Les muqueuses sont alors congestionnées, comme dans la période d'invasion de la rougeole. La température fébrile varie de 40°5 à 41°5. Vers le quatrième jour, apparaît, sur le tronc et l'abdomen, une éruption spéciale, assez analogue à celle de la rougeole, sauf qu'elle respecte la face et le cou et qu'elle ne s'efface pas entièrement sous la pression du doigt.

On note, également, comme symptômes : la grande prostration des forces, la stupeur (*tuphos*, en grec, veut dire *stupeur*), l'incertitude dans les mouvements, les tremblements des mains, des lèvres, de la langue (et par conséquent de la voix), le pouls mou et accéléré. Le délire est souvent violent, incessant et fixé sur le même objet : parfois, il prend la forme d'impulsions suicide ou homicide ; d'autres fois, c'est un simple *marmottement*, dépourvu de sens. La constipation est ordinaire ; le catarrhe pulmonaire fréquent ; l'haleine ammoniacale et fétide.

Cette marche nous amène au treizième jour, — la période d'éruption (ou inflammatoire) et la période nerveuse durant chacune, régulièrement, six jours. Au treizième jour, on voit, soudain, survenir une crise d'amélioration, très remarquable, avec évacuations abondantes et sommeil prolongé. Mais c'est aussi l'heure des complications et de la mort par asphyxie, paralysie du cœur ou des poumons, élévation extrême de température.

Le typhus est d'autant plus grave qu'il a été contracté plus près de ses foyers originels. Les formes morbides les plus tristes causent de 18 à 25 pour 100 de mortalité. Les célèbres médecins d'Irlande, Graves et Murchison affirment que plus les éruptions sont confluentes, plus le pronostic est bénin et signalent, comme les symptômes les plus alarmants, la jaunisse, les hémorragies, la cyanose.

La dissémination des malades et l'évacuation des locaux encombrés s'imposent, avant tout, comme mesures préventives. La destruction et la désinfection des hardes et des meubles et immeubles touchés par les typhiques, doivent se faire énergiquement. On a vu, à 2,000 lieues de distance, le typhus importé par des vêtements. On a vu la maladie éclater, en

France, dans des régiments, après plusieurs mois de rapatriement, sous l'influence du simple déballage d'effets et de tentes, contaminés durant le siège de Sébastopol.

Le traitement de la maladie consiste, d'abord, à placer les typhiques dans un air pur, frais et fréquemment renouvelé. On commence par donner un vomitif, puis, deux ou trois paquets de calomel, lorsque l'effet vomitif a cessé. Pendant tout le temps de la période inflammatoire, il importe, selon l'immortel précepte de Graves, d'alimenter les malades avec du lait, du bouillon, du vin, du café. Le grand praticien irlandais était particulièrement fier de cette révolution qu'il avait introduite dans le traitement des fièvres infectieuses, puisqu'il avait rédigé, lui-même, en ces termes, sa propre épitaphe : « *fed fever* », il a nourri la *fièvre* !

Contre l'élément *fièvre* proprement dit, il faut donner : le sulfate de quinine à haute dose, les infusions de quinquina et d'arnica, les lavements froids camphrés et opiacés, et surtout les lotions tièdes vinaigrées, qui rendent de si grands services dans la cure de la fièvre typhoïde. Enfin, contre les symptômes congestifs et infectieux, je puis conseiller le thé, avec 4 gr. d'acétate d'ammoniaque par litre ; la limonade sulfurique : les vésicatoires ; la créosote (10 à 20 gouttes par jour dans une potion. — *Morache*)...

J'ai prononcé, à l'instant, le mot de *typhoïde*. C'est une maladie bien différente du typhus, et l'on peut s'étonner que d'éminents esprits aient pu confondre ces deux maladies. L'encombrement et la famine créent le typhus, tandis que la fièvre typhoïde a une origine fécale et se transmet par l'eau potable. Le typhus est surtout endémique dans les campagnes du Nord, tandis que la fièvre typhoïde sévit sur les grandes agglomérations urbaines des pays tempérés. Bref, par son extrême contagiosité, son invasion brutale, l'absence de lésions spécifiques de l'intestin, l'importance de son éruption caractéristique, le typhus semble se rapprocher beaucoup plus, comme le remarque fort justement Talamon, de certaines fièvres éruptives (rougeole, variole, suette miliaire) que de la fièvre typhoïde (1).

(1) Voir aussi notre ouvrage : *La lutte pour la santé*.

XVIII

LA

# LUTTE CONTRE LA PHTISIE

———

Lorsqu'on songe que la phtisie cause, à elle seule, plus de décès que la guerre, le choléra, la fièvre typhoïde et toutes les maladies épidémiques réunies, on peut, à bon droit, s'étonner que les peuples civilisés n'aient pas organisé efficacement, contre un tel fléau, la résistance préventive. C'est que, pendant de longs siècles, ce mal fut considéré comme essentiellement *individuel*, une expression quintessenciée, si vous le voulez, de la misère physiologique, l'aboutissant final de toutes les détériorations et de toutes les déchéances, héréditaires ou acquises, dont l'organisme humain pût être le théâtre.

En face d'un pareil fatalisme morbide, il était difficile d'espérer quelque chose d'une action sociale. Les découvertes de Villemin et de Koch, en démontrant les conditions de la virulence contagieuse du tubercule, ont réveillé l'espoir d'une prophylaxie possible. En effet, quelle est la conséquence logique de la doctrine microbienne de la phtisie? c'est que la phtisie est un mal *évitable*. Ceux qui (comme nous) ne croient pas que la tuberculose se transmette, habituellement, par contagion, ne sauraient qu'applaudir, pourtant, aux efforts des savants désireux de fermer définitivement cette porte d'entrée, démontrée possible, de la tuberculose.

Tous nos lecteurs savent que c'est dans les expectorations des phtisiques que résident. véritablement, les périls de la contagion tuberculeuse : empêcher la dessiccation des crachats et leur diffusion dans les poussières atmosphériques, — voilà en quoi se résume, en somme, l'action préventive qui nous défendra de la tuberculose. Seulement, il importe que M. Tout-le-monde (qui a plus d'esprit que Voltaire) soit prévenu des précautions à prendre.

Les doctrines microbiennes ont sérieusement battu en brèche le dogme immémorial de l'hérédité de la phtisie : elles disent que l'on naît *tuberculisable*, c'est-à-dire candidat aux tubercules. C'est là une consolation, tous les candidats n'étant point élus : il suffit même, souvent, pour échapper au mal, d'un simple changement de milieu, de l'émigration urbi-rurale dans un air pur, à la condition que cette émigration soit, sinon définitive, du moins très prolongée.

Que d'avantages économiques et sociaux se relient, d'ailleurs, à la repopulation des campagnes désertées !

Quelle joie pour notre pays, si l'hygiène, venant à la rescousse, s'opposait efficacement à cet inquiétant et continuel exode des campagnes vers les villes, fournaises morbides, gouffres de notre humaine espèce! Tout le monde reconnaît, d'ailleurs, la nécessité d'isoler, de bonne heure, loin des agglomérations urbaines, les individus atteints de phtisie : c'est là une réforme qui s'impose, dès aujourd'hui, à l'Assistance publique, dont l'encombrement hospitalier par les poitrinaires paralyse la bonne volonté et épuise les ressources d'action pécuniaire et autres.

Au point de vue de la contagion, le crachat est « l'ennemi » : c'est donc vers lui que doivent converger les efforts de la ligue préventive. Il faut supprimer tout crachoir renfermant des matières pulvérulentes, sable, son ou cendres ; recueillir les expectorations dans un récipient plein à moitié d'une solution liquide désinfectante : ce crachoir sera régulièrement vidé, puis nettoyé à l'eau bouillante. Il faudra l'imposer non pas seulement dans les hôpitaux et dans la clientèle particulière, mais encore dans tous les établissements publics : casernes, ateliers, églises, gares, wagons, navires.

Il ne sera pas aisé d'empêcher les phtisiques de cracher dans les fiacres, omnibus, et *a fortiori*, sur les chaussées! Mais, en supprimant, dans les villes, tout balayage à sec, on atténuera les dangers possibles. Il est certain que le balai doit être banni de

la cité, si l'on admet les doctrines contagionnistes.
On ne doit balayer qu'avec de l'eau, de l'eau en
abondance, de l'eau chargée de principes antiseptiques. Tout bras de balayeur est un bras homicide,
ainsi que le proclame justement le D<sup>r</sup> Manfredi, de
Naples. Avis aux édiles !

Et maintenant, prière aussi aux modistes de ne
plus nous faire de ces robes à traîne, distributrices
automatiques de germes infectieux... Assurément, après
la question des eaux potables, c'est celle des poussières qui intéresse le plus véhémentement l'hygiène
urbaine, à notre époque de microbiologie outrancière.
Ayons donc le courage de déduire les applications
pratiques des inventions de laboratoires : lorsque ce
ne serait que pour vérifier leur solidité !

Le linge, la literie, les vêtements, objets de toilette, tentures, meubles, jouets, suspects de contamination tuberculeuse, doivent être désinfectés par les
moyens classiques dont nous disposons aujourd'hui.
Le lait et la viande, qui peuvent devenir les véhi-
cules du bacille de Koch, doivent aussi être l'objet
d'une surveillance assidue et efficace de la part des
pouvoirs publics. Il est urgent que ces mesures à
prendre soient bien connues de tous, si l'on veut
diminuer la part contributive de chacun à la contagiosité tuberculeuse.

En dehors des dangers inhérents à la virulence
des crachats, le tuberculeux n'est point à craindre.

La maladroite vulgarisation, un peu bien hâtive, des nouvelles doctrines microbiennes (qui ne voient partout que contagion et contagieux), a exercé un effet absolument déplorable sur l'esprit des populations. Enfin, laissons passer le règne des outranciers de l'hygiène officielle : peut-être le bon sens et l'initiative neutraliseront-ils, en partie, le mauvais effet moral des ordonnances oppressives à la mode du jour.

Il y a, d'ailleurs, du bon dans les académiques instructions données au public « pour qu'il sache et puisse se défendre contre la tuberculose ». Ce n'est que l'exagération seule qui rend ce document insignifiant, parce que les meilleurs préceptes d'hygiène s'y trouvent comme noyés. Ainsi, à côté de l'excellent conseil de bien faire cuire la viande, se trouve celui de ne consommer le lait que bouilli. Or, le lait bouilli est un liquide *mort,* souvent indigeste, capable de causer, en un jour, plus d'indigestions et de diarrhées — qu'il n'existe d'observations, vraiment authentiques, de tuberculoses transmises par le lait cru !

De même, considérer comme nécessaire, pour les phtisiques, de cracher dans des crachoirs qui soient dûment désinfectés ensuite, voilà un bon précepte d'hygiène ou simplement de propreté. Demander la désinfection des chambres d'hôtels où ont résidé des phtisiques, rien de mieux. Mais recommander de ne pas coucher dans le lit d'un tuberculeux ; de ne pas séjourner dans sa chambre ; de ne pas se servir des objets qu'il a pu toucher; d'éloigner même des locaux habités par les phtisiques les sujets considérés comme disposés à contracter la tuberculose : voilà de ces exagérations manifestes, dont tout médecin convaincu a le devoir étroit de signaler l'inopportunité. S'il est utile de répandre dans le public des idées d'hygiène et de préservation contre les maladies, encore faut-il qu'elles soient universellement admises et démontrées. Or, les enquêtes faites et les opinions admises plaid·nt, au contraire, en faveur du peu de contagiosité de la phtisie ; et vous demandez, contre elle, des mesures que nécessitent à peine la variole et la diphtérie !

Revenez, ô mes maîtres, à une plus normale appréciation des faits ; et lorsque vous rédigez des ordonnances d'hygiène, quittez un instant, quittez vos microscopes qui grossissent tout...., même les dangers.

Il existe, en France, une institution qui, dans les limites de la saine raison, rendra, contre la phtisie, d'utiles services préventifs. C'est la « Ligue contre la tuberculose », fondée et dirigée par un zélé philanthrope, notre confrère et ami le Dr Armaingaud.

Pour en faire partie, il suffit d'adresser au Dr Armaingaud, à Bordeaux, une souscription quelconque, en échange de laquelle chaque adhérent reçoit un certain nombre d'exemplaires de diverses instructions préventives de la phtisie. Ces instructions (du prix minime de dix centimes), sont de petites brochures, d'un format et d'une consistance qui permettent admirablement leur maniement et leur conservation. Les adhérents les distribuent dans leur entourage et toutes les personnes intelligentes saisissent immédiatement l'intérêt qu'elles ont à en assurer la pratique : c'est faire œuvre de solidarité et de *self-conservation*, riches ou pauvres devenant égaux devant la contagion possible. Les médecins répandront aussi, parmi leurs clients, ces documents pratiques, que l'on distribuera, à profusion, dans des adhérents à la Ligue.

La presse ne doit point marchander son appui aux œuvres de bienfaisance pratique et d'amélioration sociale. C'est à ce titre que nous recommanderons à nos lecteurs la Ligue dont le docteur Armaingaud a pris l'initiative, parce que, sans rien attendre de l'Etat-Providence, elle fait, en somme, de l'hygiène possibiliste et fonde, sur le bon vouloir et l'intérêt de tous, une dictature de conviction persuasive. La « Ligue préventive contre la phtisie pulmonaire » représente l'une des phases (et non la moins importante), de ce vaste tournoi que j'ai synthétisé, dans l'un de mes derniers ouvrages, sous le titre de : *La lutte pour la santé*, et qui sera l'éternelle gloire de notre époque, trop calomniée.

Le médecin est évidemment celui qui a charge d'appliquer, dans les familles, les ressources de la prophylaxie. Je suis de ceux qui soutiennent la nécessité de prescrire ces applications avec un tact et une réserve infinis, sous peine de semer la démoralisation et le découragement dans l'âme du malade, qui a besoin de tant d'espoir, hélas! pour consentir à un traitement pénible et fastidieux, de tous les instants... Armaingaud a trouvé un bon moyen, croyons-nous, « de concilier le devoir impérieux qui incombe au médecin d'avertir et de préserver les bien portants des dangers de l'expectoration tuberculeuse, avec le sentiment de compassion qui doit nous porter à cacher au phtisique la gravité de son mal; ce moyen, c'est d'étendre à toutes les maladies à expectoration fréquente (pneumonie, laryngite, bronchite, catarrhes pulmonaires, diphtérie, coqueluche, rougeole, etc.), la pratique de la désinfection et de la destruction des crachats; la mesure étant ainsi généralisée, n'a plus, pour le phtisique, la signification tristement révélatrice que l'on redoute; et du même coup, on rend un nouveau service à la prophylaxie générale, car les maladies des voies respiratoires que nous venons de désigner se transmettent également par l'intermédiaire de l'expectoration desséchée et réduite en poussière ».

La diffusion des mesures prophylactiques aura aussi l'avantage de remettre les choses à leur place et de restituer aux seuls crachats le pouvoir infectocontagieux, que tant de gens du monde, demi-savants, attachent à la personne tout entière du phtisique, depuis le jour où Koch découvrit son fameux bacille. Le délire contagionniste peut être ainsi heureusement endigué et faire place à une plus sévère appréciation des faits. La vulgarisation des instructions du D<sup>r</sup> Armaingaud aidera le médecin-traitant dans sa tâche prophylactique : il lui sera plus facile de convaincre ses clients déjà éclairés et de leur faire comprendre les nécessités de l'asepsie et de l'antisepsie, expressions quintessenciées et scientifiques de la propreté individuelle et sociale, admises, pour cette raison, par les anti-microbiens les plus endurcis.

* *

La désinfection des locaux habités par les tuberculeux, sans être obligatoire, commence à être très demandée. Elle le serait, à coup sûr, encore davantage, si l'on adoptait une méthode qui détériorât moins les mobiliers. Il faut que le principe de la désinfection soit, par lui-même, bien solide, pour qu'il résiste aux exactions commises, dans nos appartements, par les équipes de désinfecteurs.

M. Nocard, professeur à Alfort, estime, par expérience, que, dans la tuberculose des bêtes à cornes, l'hérédité ne joue qu'un rôle de propagation tout à fait accessoire. M. Empis lui répond, non sans raison, qu'il n'en est plus de même en pathologie humaine ; chez les primates, la prédisposition héréditaire prime de beaucoup toutes les autres questions. Il est bien certain que, pour pouvoir être contagionné, il faut, avant tout, être *tuberculisable* : toujours, nous voyons la contagion de la phtisie se greffer sur un terrain préparé. L'hérédité, toutefois, n'est pas le seul facteur capable de donner au germe morbide le milieu de culture nécessaire à son évolution.

Il est, d'ailleurs, possible que la graine, ensemencée par l'hérédité, sommeille longtemps dans l'organisme, avant de donner naissance à la végétation tuberculeuse : on voit même, parfois, les germes héréditaires, dans certaines conditions d'hygiène et de prophylaxie (que j'ai définies, pour ma part, dans mon ouvrage *La lutte pour la santé*) demeurer, indéfiniment, à l'état latent. M. Hérard pense que ce n'est pas seulement une aptitude morbide, que les parents tuberculeux lèguent à leurs enfants : c'est le germe même de la maladie, qui peut, un jour ou l'autre, se réveiller.

D'après M. Petit, ce sont principalement les grossesses trop rapprochées qui créeraient des produits d'une moindre résistance, c'est-à-dire particulièrement privilégiés pour contracter les germes morbides. Il faudrait, pense-t-il (dors-tu content Malthus ?), mettre, entre chaque grossesse, au moins trois ans d'intervalle. De plus, la femme tuberculeuse, ou issue de

tuberculeux, ne doit pas allaiter son enfant (dors-tu
content, Jean-Jacques ?), que l'on confiera aux soins
d'une nourrice saine et vigoureuse, capable de neutraliser, dès le berceau, la funeste et mystérieuse
prédisposition. Il va sans dire que, devant la pratique (à supposer que, théoriquement, elles soient
bien fondées), ces propositions sont d'une application
aussi difficile qu'aléatoire.

M. Brunon a fait l'éloge du traitement des phtisiques dans les *sanatoria ad hoc*. Il faut voir, en
effet, dans ces établissements, autre chose que la
cure d'air et de climat. Un régime sévère, une surveillance médicale de tous les instants, la soustraction du malade à son milieu familial (qui ne sert
qu'à lui faire commettre des imprudences) ; la discipline sanitaire ; la suggestion déterminée par l'ému-
lation entre les divers malades : tels sont les principaux avantages attachés aux *sanatoria* pour tuberculeux. Quant à leur programme curatif, il consiste
essentiellement (comme tous nos lecteurs le savent)
en : repos absolu au grand air tout le jour ; aération
continue de la chambre pendant la nuit, quelle que
soit la température extérieure ; alimentation aussi
riche que possible ; excitation régulière des fonctions
de la peau ; séjour obligatoire, pendant l'hiver, au
*sanatorium*. Pourquoi donc ne crée-t-on pas en France,
dans les régions favorisées, un certain nombre de ces
établissements ? Ce serait, pour un homme d'initia-

tive, à la fois une bonne action et une bonne affaire. Dépaysé en Germanie ou dans l'Engadine, le poitrinaire français s'attriste et se dégoûte, dans des établissements où il ne retrouve ni société, ni habitudes, ni cuisine conformes à ses mœurs nationales. C'est ainsi qu'il perd les trois-quarts des bénéfices de sa *cure.* En vérité, nous ne songeons pas assez aux influences du moral sur le physique (j'allais dire sur le phtisique).

Nous n'avons pas, non plus, pour l'estomac du poitrinaire, tout le respect qui lui est dû. Si, au lieu de le gaver de médicaments irritants, nous cherchions plutôt à remonter chez lui l'*eupepsie*, mère de l'*eutrophie* (c'est-à-dire la bonne digestion, d'où procède la bonne nutrition), nous n'aurions pas à nous débattre, aussi souvent, contre les complications dues à la « dyspepsie médicamenteuse ». Tout phtisique qui mange et qui digère peut être considéré comme curable : l'estomac est l'ancre de salut pour le poitrinaire. C'est donc, avant tout, à relever le taux du fonctionnement gastro-intestinal que devra s'appliquer le véritable clinicien, je veux dire le médecin soucieux d'instituer *la médecine qui guérit.*

# XIX

# NÉVROPATHES ET ALIÉNÉS

———

Un grand nombre d'individus sur le globe souffrent, plus ou moins, des nerfs. L'agitation permanente et l'équilibre instable, qui caractérisent notre société contemporaine, se reflètent dans les névroses, comme en de vivants miroirs. La fièvre des plaisirs et des affaires, les difficultés, sans trêve agrandies, de la lutte vitale, surmènent les cerveaux les plus résistants : l'alcool, la morphine et les autres poisons de l'intelligence parachèvent l'œuvre de détérioration du système nerveux. Dans notre livre « Misères Nerveuses », vous pouvez faire connaissance avec la légion bariolée des névropathes. Mais les plus experts, en cette spécialité de notre art, sont loin d'avoir tout dit : à la suite de chacun de nos livres, périodiquement éclos, sur le thème des névroses, on peut inscrire la mention : à suivre, à revoir, à augmenter !

Le nervosisme se traduit volontiers par l'inégalité

d'humeur et par le trouble des facultés cérébrales primordiales, je veux dire les facultés affectives. A un degré plus avancé, surviennent l'irritabilité cérébro-médullaire et les diverses variétés d'attaques de nerfs, épilepsie ou hystérie. Il est évident que l'hérédité morbide, l'éducation défectueuse, les excitations anormales de l'existence urbaine, exercent, sur le développement de l'impressionnabilité du système nerveux, une influence notable, dont on trouve aisément les stigmates, dès qu'on se donne la peine, ou plutôt le loisir, de les chercher.

La névropathie éclate souvent à la suite de l'insomnie, commune chez les personnes désœuvrées, qui font abus des soirées, des spectacles, de la lecture nocturne. Si le sommeil est le roi des cordiaux pour les nerfs, l'insomnie est, pour eux, la cause la plus active d'épuisement : les dompteurs n'ont-ils pas raison des tigres et des panthères les plus sauvages, à force de les empêcher de dormir ? Après quelques nuits d'insomnie, les névropathes éprouvent, dès qu'ils sont au lit, une foule d'impressions désagréables, palpitations, oppression vive, crampes et secousses dans les membres inférieurs, phénomène de dérobement des jambes, sécheresse de la peau et des muqueuses ; ces impressions physiques se surajoutent à la crainte morale de ne pas dormir, pour perpétuer un supplice nerveux tel que l'Inquisition n'en osa rêver de plus raffiné : l'insomnie.

Après l'insomnie, ce sont les souffrances du tube digestif qui démolissent le plus facilement l'équilibre du cerveau et de la moelle ; ces souffrances créent l'hypocondrie, en sollicitant une exagération morbide de l'instinct de conservation. Chez la femme, surtout, la dyspepsie, avec les vertiges, les vapeurs et les palpitations, ses inséparables acolytes, constitue une modalité viscérale de la diathèse arthritique, dont les racines se confondent si fréquemment (nos lecteurs l'ont appris déjà) avec celles de la névropathie.

A certaines époques périodiques, la grande majorité des femmes change de caractère. Elles deviennent plus irritables, plus contrariantes ; leur sensibilité s'exalte, et, avec elle, leur humeur jalouse et contradictoire. Quelques-unes présentent, alors, des obsessions irrésistibles et une sorte d'émotivité angoissante bien spéciale. Ces particularités sont surtout notoires chez l'habitante des villes, souvent mal mariée, livrée à une hygiène déplorable, en proie aux douleurs morales et aux passions dépressives. Il va sans dire qu'il faut toujours, dans ces cas, chercher à remettre l'ordre dans le désarroi des fonctions spéciales dévolues à la femme : mais il faut bien savoir aussi que, si les affections génitales débilitent le système nerveux, les traitements locaux trop prolongés et surtout les opérations graves pratiquées sur l'abdomen sont loin de lui apporter du reconfort !

Les épuisés du système nerveux peuvent être considérés comme les surnuméraires de la psychose. Ils changent de médecins comme de linge, trouvant partout de bonnes formules, mais de soulagement presque nulle part... Dans leurs antécédents, ils accusent, constamment, des chagrins, ou tout au moins des déplaisirs violents et réitérés; mais ils ne savent point qu'eux-mêmes sont les propres artisans de cette violence et de cette réitération. Vous avez, sans doute, étant à table, reçu l'annonce d'une nouvelle désagréable; c'est comme un choc qui frappe l'estomac et le contracte. La gorge, elle-même, resserrée, n'admet plus d'aliments. Eh bien! le pauvre névropathe transforme toutes ses impressions au point d'en faire un *shock* moral analogue de tous les instants. Toujours préoccupé, chagrin, agité, tracassé et contrarié, il arrive, graduellement (on le conçoit), à une grande fatigue nerveuse. Viennent des pertes d'argent, des déboires domestiques, l'échec de projets ambitieux, le souci d'un travail continu, la disparition d'êtres chers : le nerveux, alors, devient un vrai malade et je vous assure que ce n'est point le client le plus agréable à soigner !

Il se plaint à nous de mal de tête, d'insomnies, de cauchemars, de douleurs à la colonne vertébrale, de faiblesse musculaire prononcée, avec ou sans douleurs ; de digestions longues et pénibles, accompagnées de malaises, de ballonnement du ventre, renvois acides, alternatives de diarrhée et de constipation. étourdissements et vertiges ; généralement, son regard est alangui, pendant que l'audition, au contraire, présente chez lui une finesse exagérée.

Le mal de tête lui rend la pensée même pénible ; la mémoire, l'attention et surtout la volonté sont fortement déprimées ; ce qui explique pourquoi le névrosé, dès son arrivée dans notre cabinet, tire de sa poche l'exposé manuscrit de ses souffrances. 'Non seulement il a la pleine conscience de son état, mais il en est anxieux, obsédé, affaissé ; il se plaint d'être, en se levant, tous les matins, plus fatigué et plus malade que la veille en se couchant. Frappé d'adynamie nerveuse, il confond avec la déchéance physique sa lassitude morale de la vie. Il s'exagère les conséquences de sa débilité, il les raisonne, en cherchant ses arguments un peu partout, puis en s'empressant de les pousser au noir. Il se défend de vouloir être consolé.

Le traitement consiste, d'abord, à supprimer tout surmenage des nerfs, puis à instituer une médication toni-laxative. S'il est vrai, comme le dit Thiroux, que « les émotions agréables reconstituent la santé nerveuse », il faut tâcher d'être bon psychothérapeute, c'est-à-dire de suggérer à son client la confiance, d'abord, puis l'espoir et la joie. Mais gardons-nous, toutefois, de trop flatter les exigences des névropathes, par un apitoiement démesuré et une exagération de sollicitude, dont le plus sûr résultat serait d'augmenter l'égoïsme et le caractère maussade du sujet ! Il y a là un écueil à éviter pour le médecin.

On cherchera, naturellement, dans la mesure du possible, à faire disparaître les causes créatrices ou aggravantes de la névropathie. Ainsi, on supprimera toutes fatigues insolites, les veilles et les excès ; on conseillera le séjour à la campagne ; on traitera l'anémie, les troubles d'estomac, la constipation (la sangle pelvienne et les laxatifs rendent alors de grands services). La réaction des nerveux, en face des médications, est si variée, que l'on peut dire que chaque malade réclame, de la part du médecin, une nouvelle étude. Toutefois, le fer, les phosphates, la strychnine, la kola, le brômure de strontium rendent, bien maniés, des services à tous. Il en est de même des frictions et massages prolongés, de l'hydrothérapie (drap mouillé) et de l'électricité statique. Pour réveiller le cœur et le cerveau, origines et sources de toutes les énergies vitales, et pour tonifier, à la fois, l'estomac, je conseille, ordinairement, trois fois par jour, vingt gouttes d'un mélange à parties égales de teintures de vanille, badiane, ambre gris et fève de Calabar.

Il faut aux névropathes beaucoup de repos au lit (douze à quinze heures). Le drap mouillé et les frictions bien faites peuvent d'ailleurs, en assurant la digestion et les garde-robes, faciliter puissamment le sommeil. On concilie également le dieu Morphée, en persuadant, avec autorité, au névrosé, qu'il ne court aucun danger : il faut aussi lui conseiller pendant la journée, une occupation absorbante, pour qu il n'entende point battre son cœur, fonctionner son estomac et grincer tous les ressorts de sa machine détraquée !

Dès que l'estomac fonctionne bien, il faut conseiller la suralimentation par des nutriments riches sous le plus petit volume : viandes fortes, poudre de viande, œufs frais, huîtres, poissons, grissini. Comme boisson, on conseillera la bière de malt étendue d'une eau alcaline et ferrugineuse. On supprimera le thé, le café, le vin rouge et le tabac, en ne permettant, comme excitants, que du cacao, du maté, du bouillon et un peu de champagne. Dès que le système nerveux sera, ainsi, apaisé et tonifié, on conseillera les voyages, le séjour dans les altitudes, les exercices d'équitation et de bicyclette, qui, en exerçant le corps, absorbent agréablement l'esprit et réconcilient, graduellement, le névropathe avec l'existence normale.

*
* *

Les névropathes et les détraqués se nomment aujourd'hui légion : ceux qui ont *mal à la vie* nous représentent même comme la caractéristique du siècle présent où la sensibilité se pervertit, où la volonté s'abaisse peu à peu. Les déplacements de milieux qu'a entraînés la Révolution ; le cosmopolitisme dù aux communications faciles ; l'abus des idées générales et de la science, qui consomme le naufrage de l'idéal et de la vie morale ; la crise que traversent les religions : voilà les causes intellectuelles les plus palpables du pessimisme contemporain, de cette crise de spleen qui secoue les meilleurs d'entre nous. Pour expliquer, maintenant, la vulgarisation de ce triste état mental, nous croyons peu à l'influence de Schopenhauer, dans notre pays, du moins. Ce siècle n'a-t-il pas commencé avec Châteaubriand, qui *bâilla sa vie*, et remorqua péniblement son ennui avec ses jours, portant constamment, comme il le disait, son cœur en écharpe ?

Les idées de défense proviennent, fréquemment, d'hallucinations de l'ouïe, chez les aliénés atteints du délire des persécutions. Dans une récente étude de la question, le docteur J. Séglas déclare que les persécutés qui accusent la sorcellerie, la diablerie, la magie, le magnétisme, sont, ordinairement, d'une intelligence élevée et désignent, volontiers, *leur ennemi* par un *néologisme*. Cette désignation impliquerait, paraît-il, un état mental déjà ancien, chronique. Dans les écrits de ces sortes de malades, comme dans leurs discours, on peut remarquer des phrases intercalées, de façon souvent incohérente, en réponse à des hallucinations, et en témoignage des désordres survenus dans la faculté de l'expression mentale.

Rare dans le délire des persécutions vrai, les idées de suicide sont, au contraire, très fréquentes chez les

mélancoliques anxieux, dont la personnalité se trouve
transformée, la vue altérée, la sensibilité pervertie,
l'insomnie et l'expansion maniaque poussées à leur
comble. Ce qui domine, au contraire, comme trouble
mental, dans la paralysie générale, c'est le délire *ambitieux*, qui fait bientôt place à la déchéance intellectuelle profonde, poussée jusqu'à l'effondrement des facultés morales et effectives.

Sous le nom de *délire chronique à évolution systématique*, le D^r Magnan, l'éminent médecin en chef de
l'Asile Sainte-Anne, a décrit, dans une série de leçons,
une maladie mentale, dont la conception permet de
réunir, une fois pour toutes, un certain nombre de
délires systématiques décrits, à tort, d'une manière
isolée par la plupart des auteurs. Le délire chronique
commence par une période d'incubation, souvent inaperçue. Le sujet est triste, inquiet ; le monde extérieur le heurte péniblement. Il s'habitue peu à peu,
aux illusions sensorielles, aux conceptions délirantes
et hallucinatoires. L'affaiblissement intellectuel ne survient que comme étape finale de l'évolution morbide,
qui aboutit, fatalement et constamment, à la démence,
M. Magnan insiste surtout sur l'automatisme sensoriel
qui afflige le malade : il entend sa propre pensée
dialoguée répétée au loin, et il a la sensation étrange
que *l'on* agit sur lui, par il ne sait quelles pratiques
mystérieuses ! Pour fuir ses persécuteurs, le malade
change fréquemment de domicile, entreprend de longs

voyages. Puis, survient une période de manie ambitieuse, qui précède de peu de temps l'épilogue final de la démence ultime.

C'est surtout pendant les premières périodes de son mal, que le délirant peut être le plus dangereux pour lui-même et pour son entourage; car, à l'inverse de ce que l'on croit généralement, les aliénés qu'il faut surtout enfermer sont *les plus raisonnables*, ou plutôt ceux chez lesquels persiste la plus grande somme *apparente* de raison : car (comme le dit fort bien le docteur Régis) c'est précisément cet état mental qui les rend aptes à concevoir et à méditer leurs actes morbides raisonnés ..

Est-ce à dire qu'il n'y ait pas des hallucinations indépendantes de la folie et étrangères à toute démence ? Assurément, il en existe, et notre savant confrère, le docteur Féré, médecin de l'hospice de Bicêtre, en a récemment rapporté de fort curieux échantillons. Il s'agit, surtout, des hallucinations *autoscopiques*, dans lesquelles le sujet se voit, lui-même, en double. Aristote parle ainsi d'un individu qui, lorsqu'il se promenait, voyait sa propre image venir à sa rencontre. Vigan rapporte l'histoire d'un homme qui avait le pouvoir de placer devant lui sa propre image. Gœthe et Alfred de Musset furent hantés par des visions analogues, et le célèbre poème, la *Nuit de Décembre*, n'est que le reflet de cet état de dédoublement spécial de la personnalité.

En résumé, ce sont les influences héréditaires qui dominent en pathologie mentale ; ce sont elles qui donnent la clef du problème et qui permettent, souvent, d'asseoir sur des bases sérieuses le diagnostic et le pronostic. L'hérédité est, sinon la seule cause de la folie, du moins *la cause des causes*, ainsi que l'a ingénieusement exprimé Morel. L'hérédité procède surtout par une accumulation successive de tares nerveuses sur une famille, tares ou *stigmates* entraînant, peu à peu, la dégénérescence mentale et la déséquilibration. Parmi les stigmates les plus visibles signalés chez les dégénérés héréditaires, je puis citer : la déformation du crâne, la désharmonie de la démarche, la direction vicieuse des dents, la fréquence des hernies et de la dilatation de l'estomac, le système pileux rare, la froideur des mains et la rougeur facile de la face, les troubles les plus graves du côté de la vision et de l'audition... Quant aux autres accidents nerveux (insomnie, maux de tête, vertiges, cauchemars, tics, convulsions, obsessions, illusions, etc...), ils sont, déjà, les sûrs indices d'une lésion cérébrale installée.

Dans mon livre *Misères nerveuses*, j'ai donné la longue liste de tous ces dégénérés mentaux que Victor Hugo appelle des *phares* et qui ne sont que des malades : Socrate, Richelieu, Condé, Luther, Haydn, Buffon, Pascal, Descartes, J.-J. Rousseau, Condillac, Saint-Simon, Gœthe, Walter Scott, Hegel, Auguste

Comte, Zimmermann, Haller, Newton, Linné, le Tasse. Swift, Byron, Mozart, Chopin, Schumann, etc.... Voilà, cités un peu au hasard de la mémoire, les plus illustres exemples d'une irrécusable dégénérescence mentale. Devant la science moderne, le génie, la folie et le crime sont de la même famille : ce sont trois modalités cérébrales différentes, dérivant, toutes trois, de l'hérédité névropathique.

Hélas! des exemples journaliers viennent donner confirmation à cette théorie, qualifiée d'abord d'exagérée, et qui n'est que trop réelle.

***

Un mot, maintenant, sur le traitement rationnel des vésanies.

Dans la plupart des affections mentales, la séquestration (ou isolement) s'impose : en soustrayant l'aliéné à son entourage et à ses habitudes, on imprime à ses idées délirantes une direction nouvelle, capable de modifier et parfois de guérir son état mental. De plus, on prévient ainsi les actes dangereux ou délictueux que, libre, il pourrait commettre. La loi de juin 1838 a pour but de régler les conditions de l'isolement et d'empêcher ses abus : elle protège effectivement l'aliéné contre les mauvaises passions sociales qui l'entourent et donne à la liberté individuelle toutes les garanties désirables. La loi de 1838 réalisa un immense progrès moral et matériel pour les pauvres aliénés ; l'opinion fut longtemps unanime pour l'appeler une de nos meilleures lois.

C'est, cependant, cette loi qui est aujourd'hui le point de mire de nos réformateurs en chambre. Ils lui reprochent de rendre possible la séquestration arbitraire, tout simplement à la faveur d'une complicité possible entre les médecins appelés à établir les certificats de l'aliéné ! Mais, outre que cette complicité ne saurait être plus suspecte que celle entre magistrats, pensera-t-on que les connivences (ou bien les erreurs médicales, que les incompétents reprochent si facilement aux aliénistes) seront, à tout jamais, évitées, parce qu'un magistrat ou *un jury* (idée vraiment bouffonne !) auront fait semblant de contrôler l'état mental d'un fou présumé ? Malheureusement, les annales judiciaires fourmillent de condamnations iniques prononcées contre un grand nombre de malheureux notoirement irresponsables : toutes les fois que la justice a voulu se passer de la médecine, on peut dire qu'elle a commis les plus lamentables erreurs.

Organisez donc, bons législateurs, l'examen *judiciaire* des aliénés. Les aliénistes vous sauront gré d'alléger ainsi leur lourde responsabilité aux yeux du public. Mais il est évident qu'en pratique, un magistrat ne saura jamais qu'approuver les conclusions du médecin-expert : incapable de les discuter, il se gardera bien de les infirmer jamais, tant il craindra de tomber dans l'injustice et dans l'erreur ! Donc le magistrat ou le jury

n'interviendront guère que pour la *foôrme*... si chère
toujours aux Brid'oisons de notre troisième République !

Assurément, la loi de 1838 a donné lieu à un
certain nombre d'abus, réclamant de promptes et radicales réformes. C'est ainsi que la plupart des établissements spécialement créés pour les aliénés, sont aujour-
d'hui devenus de vraies *cours des miracles*, collection-
nant toutes les infirmités humaines et non-valeurs
sociales. Il importerait de mettre définitivement un
terme à cet encombrement des asiles, en ne prenant
d'arrêtés de placement que pour les véritables et seuls
aliénés.

Les visites préfectorales ou autres, périodiquement
prescrites dans les asiles, fonctionnent d'une manière
insuffisante et illusoire. Pour assurer la surveillance
des établissements publics ou privés, consacrés aux
aliénés, M. Dagonet demande, avec raison, une visite
trimestrielle, faite sérieusement par un magistrat délé-
gué spécialement à cet égard : cela vaudrait mieux que
les rapports semestriels et les inspections superficielles
et hâtives. Il demande enfin, avec raison, que l'autorité judiciaire intervienne aussi bien pour les placements volontaires que pour les placements d'office :
le magistrat spécial devrait toujours être avisé, afin
que l'intervention légale puisse, en cas d'abus ou d'irrégularité, intervenir aisément et d'urgence. Ces prescriptions ne viseraient évidemment point le cas de
danger imminent.

Le meilleur établissement d'aliénés est celui qui se compose de l'asile, auquel sont annexés une colonie agricole, des fermes, des ateliers. La nécessité du travail manuel s'impose, en effet, presque toujours, pour triompher des idées délirantes, reposer les centres nerveux et faire diversion aux troubles de la mentalité humaine. Le travail en plein air est l'un des plus puissants remèdes de la folie. Quant aux malheureux atteints de simple affaiblissement intellectuel, qui ne font courir à la société aucun danger, il faut, à tout prix et sans retard, en débarrasser les asiles d'aliénés : ce sont des refuges, ou hospices spéciaux, qui doivent recueillir ces épaves sociales, indûment séquestrées, qui contribuent grandement à fausser les rouages, si délicats, des services créés spécialement pour le traitement de la folie.

Le médecin doit assurément avoir la haute main dans un asile d'aliénés : mais il importe de le décharger des minuties administratives et des responsabilités financières, qu'elles entraînent fatalement, en lui adjoignant un agent préposé, secondaire et responsable, sorte d'économe ou de comptable placé, du reste, sous ses ordres. Il faut aussi créer, dans chaque asile, une place de pharmacien.

Les asiles doivent enfin continuer à être centralisés sous la direction des préfets et le contrôle des conseils généraux.

Mais le gouvernement serait, d'après M. Dagonet, puissamment aidé dans sa tâche par la fondation d'une commission supérieure des aliénés, sorte de tribunal consultatif analogue à celui qui existe en Angleterre. Donnant, chaque mois, son avis sur les cas litigieux, examinant toutes les questions ayant trait à l'aliénation mentale ; prenant, enfin, toutes les mesures nécessitées par l'équité et par le progrès social ; cette commission serait nommée, d'une manière analogue au comité supérieur de l'instruction publique, c'est-à-dire par les suffrages de la collectivité des médecins aliénistes.

XX

# LES PEURS MALADIVES

Il est, de par le monde, un certain nombre de sujets dont l'intelligence semble intacte et qui, pourtant, sont en proie à des obsessions émotives s'imposant à leur conscience, contre toute volonté, sans raisonnement ni résistance possibles. Ce sont des déséquilibrés, des *toqués,* comme on dit vulgairement : placés sur les confins de l'aliénation mentale, ils restent, toute leur vie, *demi-fous,* et les symptômes qu'ils éprouvent sont, comme le disait Ball, « la préface d'un ouvrage qui ne se terminera jamais ».

La littérature contemporaine, qui ne respecte rien, s'est souvent emparée de ces « cas cérébraux », et, parmi les écrivains qui en ont le mieux compris la filiation, je me plais à citer, en première ligne, les romanciers russes et les scandinaves.

Les *peurs maladives,* très communes chez les déséquilibrés, ont été étudiées surtout depuis les célèbres descriptions de *l'agoraphobie* ou *peur des espaces*, par Benedikt et Westphal (1870-72). Sous le titre de *Phobies*, le docteur Gélineau leur a consacré un livre fortement documenté, publié par la Société d'éditions scientifiques. Il ne s'agit pas ici de ces aversions involontaires, telles que la peur des chats (Henri III), des ânes (d'Epernon), des pommes (Wladislas), du cresson (Scaliger), des roses, du lait, etc... La crainte *de se tromper* ou *d'oublier* se rattache plutôt à l'émotivité générale ou *esprit de scrupule* ou *de minutie*...

Les véritables *phobiques* sont la proie d'une peur angoissante, isolée, toujours la même, terreur subite et irrésistible, qui les empoigne, en suspendant chez eux tout raisonnement. L'hérédité nerveuse, une éducation molle, la vie d'excès et de surmenage développent (on le sait) l'émotivité, sous toutes les formes. Innombrables sont les variétés de peurs maladives. Gélineau nous énumère les plus communes. C'est *l'aichmophobie* ou peur des pointes : aiguilles, épingles, arêtes de poissons, poignards. C'est *l'agoraphobie* ou peur des espaces, des foules. Pascal fut un exemple célèbre de cette bizarre névrose, qui affecte les formes les plus étranges. Le malade qui en est atteint ne peut traverser une place publique; il n'ose se tenir à une fenêtre, entrer dans un théâtre, une église, un tramway. La *thalassophobie* ou peur de l'océan est une variété de cette crainte maladive : Héraclius, Nicole, Pierre-le-Grand en souffrirent à des degrés divers.

La *claustrophobie* est, au contraire, la peur des espaces fermés : le sujet, placé dans une chambre étroite et fermée, devient en butte au tremblement, aux vertiges, à une véritable angoisse. La peur des ténèbres provoque aussi, chez bien des personnes, de l'anxiété et de véritables convulsions. L'*astrophobie*, ou peur de la vue du ciel, est plus rare. Brück raconte qu'un prêtre, atteint de ces sortes d'accès phobiques, consulta un vieux médecin, qui lui conseilla, avec succès, de ne plus voyager sans un parapluie : il l'ouvrait aux moments des crises. La peur des orages (qui atteignit Caligula, Grimod de la Reynière et combien d'autres !) est une variété d'astrophobie...

Il est très précieux de posséder un domestique *mysophobe*, c'est-à-dire atteint de l'horreur de la saleté. Vous connaissez tous de ces personnes qui essuient tout : leurs chaises, leurs couverts, leurs assiettes, leurs verres, etc., avec la plus grande minutie, qui passent leur existence à brosser leurs vêtements et à savonner leurs mains. Ces outranciers de la propreté sont atteints de mysophobie.

L'horreur du sang, ou *hématophobie*, est une peur maladive très commune ; remarquablement héréditaire, elle a éloigné de la carrière médicale plus d'un névrosé. La *nécrophobie*, ou peur des morts, et la *thanatophobie*, ou peur de la mort, sont des phobies également très fréquentes. Il y a encore les *anthropophobes*, dont le supplice est de regarder quelqu'un en face et d'avoir la terreur des réunions; les *gynophophes*, qui, en présence d'une femme, se trouvent saisis d'angoisses violentes ; les *monophobes*, qui ne sauraient demeurer seuls sans éprouver d'horribles anxiétés : l'« homme des foules », d'Edgar Poe, est le modèle de cette épouvantable excentricité mentale.

Les exagérations microbiennes de ces dernières années ont peuplé les asiles d'une foule de *bacillophobes*, persécutés par les germes malfaisants et prenant, contre leur contact, les mesures de prévention les plus extraordinaires... Il existe encore bien d'autres phobies : la terreur des voyages en chemin de fer, la peur de l'angine de poitrine, de la syphilis, celle des chiens et de la rage, celle de la morve, décrite par Delasiauve, chez les personnes qui soignent les chevaux. J'ai observé un cas de terreur du rasoir. Mairet signale un genre de phobie qui doit être pourtant assez rare chez nos contemporains : la peur de l'or (la race sémitique en serait exempte).

Chez certaines personnes, les moindres désordres du côté des organes sexuels occasionnent des peurs maladives, dont savent profiter, à merveille, les spécialistes peu scrupuleux. Il est, enfin, des épuisés du système nerveux qui ont peur de tout : ce sont les *pantophobes* ou *phobophobes*, ceux qui « ont peur d'avoir peur ; » les *kleptophobes*, qui redoutent d'être poussés à dérober des objets ; les *pyrophobes*, qui n'osent toucher une allumette ou tenir une bougie ; les *stasophobes*, qui appréhendent de se tenir debout. Il est des médecins indécis qui n'osent formuler une médication, par la peur de se tromper ou d'une erreur du pharmacien : Grasset connaît un confrère de ce genre, profondément malheureux, on le conçoit, de traîner le boulet de la clientèle. Le succès des spécialités, en pharmacie, n'est-il pas dû, en partie, à la crainte d'erreurs dans les doses, crainte qui agite certains médecins peu sûrs d'eux-mêmes, à notre époque où l'instruction pratique des jeunes docteurs est assurément trop négligée, au profit d'une *théorie* savante, mais inutile ?

Ne pouvant insister davantage sur la description de toutes les phobies (pour laquelle je renvoie mes lecteurs à l'excellent livre de Gélineau (1), je terminerai par quelques mots relatifs au traitement. Il faut d'abord calmer, au moyen de quelques doses de bromures, l'exaltation de la sensibilité, puis tonifier le cœur et le système nerveux par les préparations de strychnine, de phosphore, d'arsenic et de kola, l'hydrothérapie scientifique, l'électricité statique. On allègera la nutrition et l'on décongestionnera les centres nerveux par les laxatifs. On évitera, par dessus tout, l'emploi des poisons de la cellule nerveuse : alcool, morphine, chloral, etc.

Le traitement moral varie suivant les formes morbides : tantôt, on prescrira l'isolement et le repos, dans la tranquillité d'une maison de santé ; tantôt, les diversions violentes, par l'exercice actif et les voyages. D'une façon

(1) *Les Phobies* (Société d'Éditions scientifiques).

générale, il faut toujours distraire les phobiques, mais sans jamais les faire entrer en lutte contre leurs obsessions ; car, de cette lutte, celles-ci sortiraient toujours victorieuses ! Ritti conseille, surtout pour les femmes pensives et désœuvrées, l'étude de la musique et des langues étrangères. Dans un cas qui m'est personnel, je me suis bien trouvé de la « médecine vibratoire, » renouvelée... non pas précisément des Grecs, mais de l'abbé de Saint-Pierre. .

On peut aussi essayer, dans certains cas, la suggestion hypnotique. C'est ainsi que le docteur Frémineau a traité récemment, avec succès, par la suggestion, une artiste bien connue du Théàtre-Français qui, malgré de nombreuses créations, éprouvait, au moment d'entrer en scène, une anxiété maladive et des angoisses intolérables, ce que j'appellerai, en argot topique, le *trac* théâtral élevé à sa plus haute puissance !

## XXI

# CRIME ET FOLIE

—

La science criminaliste (malgré les efforts de l'école italienne pour établir le type du *criminel-né*) demeurera longtemps encore une science vague et conjecturale. Le criminel n'en est pas moins devenu, grâce au progrès scientifique, le véritable client du médecin légiste. Le crime lui-même nous apparaît régi par des lois fixes, qui expliquent pourquoi le budget les prisons, bagnes et échafauds est payé tous les ans avec une si effrayante régularité. C'est ainsi que les attentats contre les personnes ont leur maximum pendant les mois d'été ; en hiver, ce sont les crimes contre la propriété : il existe un véritable calendrier du crime. Les hommes mariés (avec enfants) fournissent peu de criminels, etc. La contagiosité du meurtre est aussi un fait hors de doute, expliquant la répétition, par séries, des crimes célèbres...

Chez certains êtres déséquilibrés, *dégénérés*, le libre arbitre sommeille ; ces sujets ont manqué d'incubation morale et jamais n'atteindront leur majorité intellectuelle. Leurs pensées et leurs actes portent tous l'indiscutable cachet de la fatalité, de l'irresponsabilité. C'est de cette manière que l'obsession criminelle morbide finit par absorber, chez eux, toutes les autres idées et crée, un beau jour, l'impulsion irrésistible au meurtre. Si l'on observe alors le meurtrier, on s'aperçoit que l'on a affaire à un être purement instinctif, irréfléchi, imprudent, incomplet. Actuellement, pourtant, on retrouve chez ces antisociaux les préoccupations philosophiques et sociales. Cela est vrai ; mais toute logique est absente des conclusions. C'est que le criminel (comme l'aliéné) est une résultante fatale du milieu ; c'est, en quelque sorte, l'orageuse expression des tourmentes mentales de la société et comme la cérébration, incomplète et débile, des préoccupations et des commotions politiques du moment...

La folie criminelle du jour, n'est-ce pas, en effet, celle des déments politiques, telle que la décrit Kraft-Ebing ? Des individus, plus ou moins mécontents de l'état social, se jugent appelés à réaliser le bonheur et la régénération de l'humanité. Beaucoup d'entre eux resteront, toute leur vie, des réformateurs en chambre et des révolutionnaires de cabaret ; mais quelques - uns, instruments passifs d'une inconsciente suggestion (terrains tout préparés à la germination de l'hypnose morale), se laisseront entraîner, un beau jour, de la théorie à la pratique et se porteront aux impulsions meurtrières les plus dangereuses. Il existe actuellement bon nombre de ces types pervers, souverainement nuisibles à la société, — hybrides, sans cesse à cheval entre l'asile d'aliénés et la prison et pour lesquels, depuis longtemps, à cor et à cri, nous réclamons « l'asile spécial pour fous criminels. » L'hérédité morbide, en effet, les dirige, et l'imitation les pousse : l'imitation, facteur immense de la criminalité chez des êtres moralement incomplets, dont la conscience n'a pas l'énergie de résister aux actes délictueux ou malhonnêtes ! La crédulité et la disposition aux suggestions forment souvent, chez eux, le fonds et le tréfonds du caractère général...

C'est parmi ces êtres que se recrutent les régicides, ceux qui assassinent ou essaient d'assassiner un monarque ou un puissant du jour. Regis, de Bordeaux, qui a patiemment recueilli un grand nombre de documents relatifs à plus de quatre-vingts de ces fanatiques, passés ou présents, propose de classer ces malfaiteurs en trois catégories : les sectaires hallucinés, comme Châtel, Jacques Clément, Ravaillac et Damiens ; les vaniteux, marchant à la conquête de la célébrité, comme Guiteau, Passanante, Vaillant, etc.; enfin, les exaspérés ou passionnés, comme Brutus. Charlotte Corday, Vera Zassoulitch et tant d'autres, que le mysticisme politique conduit fatalement à l'action criminelle.

Aussi intelligents que mal équilibrés, les régicides offrent toujours une instabilité maladive évidente et des stigmates d'hérédité nerveuse. Leur existence apparaît vide et décousue, jusqu'au jour où leur personnalité s'exalte dans la foi à leur mission, leur obsession altruiste de griefs à redresser, leur appétit violent de sacrifice (car tous sacrifient leur vie). Le régicide a, d'ailleurs, existé de tout temps : il est peu de grands de la terre qui n'aient été, une fois au moins, en butte à une tentative d'assassinat. N'est-il pas naturel que leur vie sur piédestal soit le point de mire obligé de tous ces réformateurs arrogants, délirants systématiques. inspirés, hallucinés ? Henri IV, Napoléon I<sup>er</sup>, Alexandre II ont été victimes, chacun, de plus de vingt attentats : les souverains les meilleurs et les plus insignifiants sont autant visés que les tyrans autocrates et cruels. Pourquoi ? Parce que les régicides sont, tous, plus ou moins, aliénés...

Une des meilleures preuves de l'irresponsabilité de ces criminels. c'est leur sort ultérieur, lorsque (chose rarissime) une condamnation à mort n'a point payé leurs forfaits. Lasabla, après deux tentatives d'assassinat sur Napoléon I<sup>er</sup>, meurt à l'hospice, de démence aiguë ; Passanante, l'apôtre régénérateur du monde, finit ses jours, gâteux, au fond d'un manicôme d'Italie, etc., etc. Tous ou presque tous (j'aime à ne jamais généraliser en médecine) sont des malades, des *demi-fous*, auxquels la société a le devoir de ne pas offrir la seule récompense qu'ils recherchent le plus avidement : l'apothéose par l'échafaud, palmes du héros et du martyre, qui suggestionneront bientôt un nouveau criminel par la fécondation du sang répandu !

Elle est belle, d'ailleurs, l'action moralisatrice de l'échafaud ! Elle vaut celle de la prison. Sur 311 condamnés à mort interrogés, 9 seulement ont avoué n'avoir point assisté à des exécutions capitales... *Et nunc erudimini...* Mais je veux avoir hâte de conclure en réclamant, une fois de plus, des « asiles spéciaux pour fous criminels », libéralement ouverts à tous ceux qui, par un acte criminel basé sur d'incohérentes théories, auront prouvé que leur liberté met en péril l'ordre public et compromet la sécurité des citoyens.

Ce serait, pour la plupart, la détention à vie, la guérison de la folie (criminelle ou non) étant assez aléatoire. Si cette pénalité eût été appliquée, comme il convenait, aux Vaillant et aux Henry, croyez-vous qu'elle n'aurait pas été plus forte que la guillotine, pour réprimer cette menaçante épidémie mentale qui pèse actuellement sur les nations les plus civilisées ? Pour ma part, je crois que notre infortuné Carnot n'aurait, toujours, pas succombé sous les coups du triste Caserio...

Les monstres sociaux doivent être mis hors d'état de nuire, et le droit de punir les crimes, *même commis par des fous*, est imprescriptible, basé qu'il est, entièrement, sur l'intérêt de la société. Mais (comme je l'ai dit dans mon livre *Misères nerveuses*) il n'est plus conforme au bien de notre époque de répéter, avec un criminaliste du siècle dernier, que la folie homicide est une maladie curable seulement en place de Grève. Notre devoir moral est de ne pas appliquer la peine de mort à des dégénérés cérébraux ; notre strict intérêt même nous y pousse. Les siècles futurs, dit avec raison Büchner, considéreront les procès criminels de notre époque avec les sentiments que nous inspirent aujourd'hui les condamnations des possédés et des sorciers du moyen-âge.

# XXII

# L'ÉLECTRICITÉ EN MÉDECINE

L'action des courants sur le système nerveux est très complexe. Onimus et Legros ont su la débrouiller, avec la lucidité qui caractérise si bien leur expérimentation. Le courant direct est celui qui agit le plus énergiquement sur les nerfs moteurs. Le courant inverse, ou ascendant, est celui qui agit le plus sur les nerfs sensitifs. L'excitabilité des nerfs mixtes est diminuée par un courant direct et augmentée par un courant inverse, etc., etc.

Dans l'hyperesthésie des nerfs sensitifs, et principalement dans les névralgies, qui constituent le type de l'augmentation de sensibilité, le courant induit, et surtout le courant constant, rendent, à coup sûr, de très grands services. Un certain nombre de tics douloureux et de névralgies anciennes ou chroniques, avec ou sans troubles trophiques, névrites, sciatiques, névralgies utérines, névralgies par cohésions, etc., sont également justiciables, au plus haut point, de l'électricité. Dans la migraine, les courants induits de 2 à 3 minutes réussissent aussi, parfois, surtout si la maladie est d'origine rhumatismale ou due à un trouble d'innervation du grand sympathique.

Comme l'hyperesthésie, l'anesthésie des nerfs périphériques est largement modifiée par des courants induits. M. Onimus rapporte l'observation d'un laveur de chevaux pris de fourmillements dans l'avant-bras droit et d'insensibilité, qui fut guéri au bout de dix séances ; celle d'une laitière de 70 ans, atteinte d'engourdissement des pieds, consécutif à l'usage fréquent de la chaufferette, etc., etc.

L'augmentation d'excitabilité des nerfs moteurs cause les spasmes ou tics convulsifs de la face, le torticolis, la crampe des écrivains, et les autres crampes professionnelles des violonistes, pianistes, télégraphistes, etc. La compression ou la contusion sont susceptibles d'amener des paralysies nerveuses périphériques (paralysie des luxations ; paralysie par les béquilles, etc.). Dans les paralysies *a frigore*, dites rhumatismales, les extenseurs sont toujours paralysés les premiers. Enfin, il existe des paralysies obstétricales infantiles, plus communes qu'on ne le croit, et sur lesquelles le savant Onimus insiste avec raison. Toutes ces affections guérissent, plus ou moins vite, et plus ou moins complètement, sous l'action des courants induits. Il en est de même des paralysies hystériques et de la chorée. Au contraire, dans l'épilepsie et le tétanos, l'électricité est loin d'avoir tenu ses promesses : les esprits sérieux renoncent même à son emploi.

Passons ensuite en revue les paralysies consécutives à des lésions de la moelle. M. Onimus s'étend avec complaisance sur celles qui sont consécutives aux accidents de chemins de fer et qui dépendent ordinairement d'une commotion ou d'une contusion de l'axe cérébro-spinal. Il indique, à ce propos, les moyens très simples pour déceler la simulation, et pour porter un pronostic scientifiquement établi. Les applications de l'électricité aux maladies proprement dites de la moelle épinière (ataxie locomotrice, myélites) ressortissent à la médecine des symptômes, mais retardent assez peu, en réalité, l'évolution du symptôme morbide lui-même. Toutefois, l'atrophie musculaire rétrograde, parfois, sous l'action puissante des courants continus, surtout si le mal est limité à certains groupes musculaires. Ces courants rendent également, dans les paralysies infantiles, les plus signalés services. Dans les paralysies musculaires des nerfs de l'œil, on obtient couramment de l'électricité les plus magnifiques résultats. Dans les hémiplégies, elle fait cesser les contractures et les douleurs, favorise la réparation cérébrale et la résorption des caillots, empêche l'atrophie musculaire d'accomplir son œuvre néfaste, avant que l'encéphale ait repris sa santé.

Propos. — 12.

L'action de l'électricité sur le système musculaire des muscles striés est péremptoirement démontrée par des preuves convaincantes, en physiologie et en clinique. De même pour les fibres lisses de la vie végétative, plus lentes à la contraction, mais d'une atrophie difficile et d'une régénération très rapide : l'application de l'électrothérapie aux cas de constipation opiniâtre, d'obstruction intestinale, de coliques de plomb, paralysies vésicales, spermatorrhée, hypertrophie prostatique, etc., en fournit les preuves cliniques les plus palpables. On peut aussi en trouver dans la cure des affections utérines, qui a rendu si populaires les noms de nos distingués confrères Tripier et Apostoli.

L'électrisation statique généralisée, bain électrique, friction électrique, etc., réussit fort bien dans le traitement de l'anémie, de la neurasthénie, de l'hystérie, de l'irritation spinale : on sait avec quelle prodigalité en use la célèbre école de la Salpêtrière. Parmi les affections générales auxquelles on a appliqué l'électricité, il faut citer le diabète insipide. les maladies par ralentissement de la nutrition, l'éléphantiasis, certaines affections cutanées rebelles et douloureuses ; enfin, et surtout, les affections rhumatismales, et même les arthropathies, auxquelles Danion consacrait récemment un travail fort remarqué. Dans certaines cardiopathies, l'électricité, prudemment maniée, peut rendre de réels services aux malades, ainsi que l'a, avec raison, avancé Duroziez. Les expériences de physiologie, aujourd'hui classiques, d'Onimus et Legros, sur l'action électrique dans la motricité de l'innervation du muscle cardiaque, peuvent servir de base et de soutien à cet adjuvant précieux de la médication pharmacologique ordinaire.

L'examen de la contractilité électro-musculaire est, enfin, le plus sûr moyen de s'assurer de la mort réelle. Il permet, de plus, de savoir à combien d'heures remonte la mort : certains muscles, en effet, perdent, avant d'autres, leur excitabilité ; la forme de la contractilité change et donne des renseignements plus importants même que ceux que l'on peut tirer de la perte de la contractilité. En outre, cette exploration est des plus avantageuses, parce qu'elle sert, plus qu'aucun autre moyen, à rétablir les fonctions du cœur et de la respiration. C'est, à la fois, l'un des meilleurs remèdes de la mort apparente et le meilleur, assurément, des divers procédés d'examen proposés dans le but (si louable et si *éminemment hygiénique*) d'obvier aux inhumations précipitées.

XXI

# DE LA MORT SUBITE

———

On n'appelle point ainsi uniquement la mort instantanée, relativement assez rare, mais aussi celle qui
survient de façon imprévue et dans un court espace
de temps, pendant l'état de santé ou dans le cours
d'une maladie. La mort subite ne saurait s'expliquer
que par une perturbation violente venant brusquement
entraver le jeu fonctionnel d'une des parties du
*trépied vital* : cerveau, poumons ou cœur. Fréquente
surtout de 40 à 50 ans ; plus commune en hiver et
au printemps, le jour que la nuit, la mort subite est
notablement plus rare chez la femme que chez l'homme :
ce qui s'explique par les travaux plus violents, les
excès plus ordinaires, la contention d'esprit, l'exposition aux intempéries, etc., qui sont apanages habituels
du sexe fort.

C'est par le cœur que la mort subite se produit

le plus volontiers. Les déchirures et les ruptures de cet organe ne sont point rares, lorsqu'il a subi préalablement la dégénérescence graisseuse : c'est ainsi que moururent la princesse Palatine et Georges II d'Angleterre. La rupture de dilatations artérielles (*anévrysmes*) entraîne aussi la mort immédiate... Quant aux lésions valvulaires, elles deviennent mortelles par le surmenage musculaire de l'organe (*asystolie* ou cœur forcé) : c'est l'insuffisance aortique qui, le plus habituellement, entraîne, sous l'influence d'un simple effort, la cessation de la vie. Je ne parle pas des syncopes, des concrétions sanguines ou fibrineuses du cœur, qui terminent brusquement aussi un grand nombre de maladies chroniques et de cachexies. L'entrée de l'air dans les veines (au cours des opérations sur le thorax ou sur le cou) se manifeste par un sifflement particulier suivi de mort.

L'angine de poitrine produit la mort subite par arrêt du cœur : c'est à cette maladie qu'il faut attribuer la fin de Louvois, celle de Philippe V apprenant la défaite de Plaisance ; ainsi qu'un grand nombre de fins inopinées, chez nos contemporains. Les émotions vives, le surmenage, les tourments politiques jouent dans la genèse de cette triste maladie un rôle incontestable, ainsi que, d'ailleurs, je l'ai démontré dans mon *Hygiène des riches*.

La mort subite par apoplexie cérébrale peut également relever d'une émotion vive : c'est ainsi que le financier Fouquet mourut, en apprenant que Louis XIV lui rendait la liberté; lord Chatham (Pitt), en apprenant la victoire d'Austerlitz; Chaussier, en se voyant dépouillé de sa chaire d'anatomie, etc. Toutes les causes capables d'augmenter la quantité du sang et de le porter vers la tête, peuvent provoquer l'apoplexie, lorsque l'âge ou l'athérome ont altéré la résistance des tuniques vasculaires du cerveau. La pléthore sanguine, l'arthritisme, la constipation habituelle, les excès de table et de boisson, les mauvaises digestions, la suppression d'exutoires habituels (menstrues, hémorroïdes, eczéma), les efforts, courses ascensionnelles, coiffures trop chaudes, oreillers de plumes, vêtements serrés, ont été, avec raison, incriminés, comme causes de l'apoplexie, aussi bien que les variations thermiques, les bains trop chauds ou trop froids, les efforts, déterminés par les rapports sexuels, les vomissements, les garde-robes; aussi bien, enfin, que le soleil du printemps, les chagrins et les émotions morales de tous ordres. Toutes ces causes ne poussent-elles point à la congestion des centres nerveux ?

Disons, toutefois, ici, que l'apoplexie vraiment *foudroyante* est, en somme, assez rare : car il faut, pour produire cette stupeur vitale immédiate, ce véritable coup de massue, une lésion centrale, très étendue, de l'encéphale. L'insolation et la fulguration causent fréquemment la mort soudaine par le cerveau : il en est de même de l'empoisonnement par l'alcool, le chloroforme, l'acide prussique et autres agents qui stupéfient brusquement les centres nerveux. Il est probable aussi que la goutte et le rhumatisme du cerveau agissent d'une façon toxique analogue, par les poisons auxquels ces diathèses donnent naissance dans le milieu sanguin. L'urémie des albuminuriques, l'éclampsie des femmes enceintes, tuent de même les fonctions cérébrales à la manière d'une véritable intoxication. Quant à la mort subite par anémie cérébrale, elle n'a guère lieu que dans les hémorragies soudainement très abondantes : le cerveau s'éteint, alors, comme une lampe à laquelle l'huile vient à faire défaut.

La fonction respiratoire est la troisième fonction à laquelle peut se rapporter la mort soudaïne : le spasme de la glotte, chez les enfants, la pneumonie double chez les vieillards, les congestions étendues des poumons et les hémorragies pulmonaires et bronchiques très violentes, à tout âge, sont les lésions que l'on peut surtout accuser à cet égard. Plus rarement, on constate des corps étrangers dans les voies respiratoires, la rupture du diaphragme... L'œdème aigu des deux poumons termine, parfois, la misérable existence des albuminuriques. Le froid excessif entraîne souvent, chez les alcooliques, une apoplexie pulmonaire fatale. D'après Ehrendorfer, la mort subite, chez les femmes en couches, aurait lieu le plus souvent par embolies pulmonaires, succédant à des caillots développés dans les varices des membres inférieurs, ordinaires au cours de la grossesse...

Comment prévenir la mort subite ? Si je ne considérais point la douleur de ceux qui survivent, je dirais volontiers, avec notre Camuset :

> Accordez-moi, Seigneur, la douce apoplexie !

Car je la trouve cent fois préférable à la mort par sénilité ou par maladie, à cette extinction graduelle, à ce décès en détail, qui nous fait porter, parfois durant des années, le cadavre d'une partie de nous-mêmes ! Mais, l'homme est, comme le disait Napoléon, une *machine à vivre*, et le rôle du médecin est, hélas ! d'en prolonger et d'en mesurer l'activité, si précaire qu'elle puisse être...

On ne peut garantir personne contre la mort subite. Mais l'hygiène préventive conseille, à partir d'un certain âge, de fuir les efforts violents, les repas copieux, les habitudes ébrieuses, les variations atmosphériques trop vives, l'emportement, les émotions morales. C'est surtout après les repas qu'il importe d'éviter les efforts physiques capables de provoquer d'autant plus aisément des ruptures vasculaires, que la circulation se trouve dans un état de tension et de plénitude. Je place, naturellement, parmi les efforts physiques nuisibles, l'inclinaison de la tête provoquée par le travail intellectuel après les repas, travail si nuisible aux gens de lettres et aux artistes !

Les troubles nutritifs ouvrent aisément la porte aux dégénérescences cardiaques et vasculaires : il faut les soigner de bonne heure, avec attention, par un régime et une médication rationnels. Sans prétendre assurer à tous la santé parfaite, qui est un beau rêve de la physiologie, l'hygiène bien comprise nous préservera de la plupart des causes qui entretiennent la fréquence des morts précoces et inopinées. Malheureusement, dans notre vie à la vapeur, on ne songe guère à la prévention des affections morbides : on consulte le plus souvent, d'une manière sérieuse, lorsqu'il est déjà trop tard pour inaugurer un traitement fructueux. Je n'insisterai pas aujourd'hui sur cette insouciance, faite parfois d'un scepticisme peu éclairé à l'endroit de l'art médical.

Je terminerai en déclarant que les causes de la mort sont toujours obscures et nécessitent le plus souvent l'autopsie, pour légitimer un diagnostic digne de figurer dans une statistique probante. Un seul exemple, puisé dans Ollivier (d'Angers), prouvera la vérité de cette assertion : Deux jeunes gens se battent : l'un reçoit, dans la région du cou, le couteau de son adversaire et tombe mort. L'enquête judiciaire ayant eu lieu, l'autopsie permet de constater, *contre toute apparence*, que la blessure du cou était insignifiante et n'intéressait aucun organe important. La mort était due à la soudaine rupture de l'artère pulmonaire...

XXIV

# LA RECHERCHE MÉDICO-LÉGALE DES POISONS

Grâce aux progrès de la chimie, on peut dire que la toxicologie médico-judiciaire est devenue, aujourd'hui, une science exacte. C'est peut-être pour cette raison que l'empoisonnement criminel accuse, dans tous les pays civilisés, une graduelle et notable diminution.

Assurément, les difficultés de la tâche augmentent pour les experts, lorsque l'inhumation est déjà ancienne : on conçoit qu'après quelques semaines, les lésions cadavériques proprement dites ne puissent plus donner de bien lumineux renseignements, tandis que l'autopsie, immédiatement après la mort, est capable, par un indice caractéristique, de faire tomber, parfois, jusqu'au moindre soupçon d'empoisonnement. Fort heureusement, la chimie vient ici en aide aux recherches biologiques *post mortem*.

La recherche chimique des poisons peut être singulièrement facilitée par une donnée bien précieuse de la physiologie : je veux parler de cette affinité élective étrange, nettement déterminée par la plupart des produits toxiques pour tel ou tel organe particulier. C'est ainsi que le chloroforme, l'aconitine, la morphine, etc... se localisent dans le cerveau ; la strychnine, la cantharidine... dans la moelle épinière ; le plomb, le mercure, l'arsenic, dans le tissu osseux ; les sels de potassium dans les muscles et dans le cœur ; le gaz oxyde de carbone, l'hydrogène sulfuré, l'acide prussique, dans le sang (où ces poisons de nos globules sont, aisément, décelés par un simple et admirable instrument, le spectroscope).

Mais c'est surtout ·le foie qui constitue le véritable réceptacle de la plupart des poisons, qu'il emmagasine, en quelque sorte, ou (plus exactement) auxquels il sert de barrière. C'est de l'examen chimique approfondi de ce viscère que dépend donc la réussite de la plupart des investigations chimiques médico-judiciaires, — surtout lorsqu'il s'agit des poisons métalliques, du plomb, du mercure, du phosphore, etc., d'ailleurs les plus communs de tous.

Le plupart des produits toxiques s'éliminent de l'économie par le filtre rénal ; il est donc très important de conserver et d'analyser les urines, lorsqu'on a pu en recueillir dans la vessie du cadavre.

D'ailleurs, tous les organes et tous les contenus

d'organes doivent être soigneusement colligés et étiquetés, en des vases séparés, dûment fermés et scellés, Ces diverses opérations sont fort pénibles pour le médecin légiste, surtout si l'on considère qu'il ne saurait se servir de désinfectants sans risquer de fausser les opérations, fort délicates, de l'analyse chimique et d'en compromettre les résultats. En prenant toutes les plus minutieuses précautions, on a pu réussir à retrouver, même plusieurs années après l'inhumation, trace évidente et tangible de la plupart des poisons minéraux. Toutefois, il faut signaler certaines exceptions : par exemple, l'acide prussique, le cyanure de potassium, disparaissent assez rapidement comme corps de délits, à cause de la rapide décomposition de ces substances, essentiellement volatiles.

Pour le cas, assez fréquent, où l'analyse chimique ouvrirait la porte à certains doutes, il est bon de tenir prête sa *preuve* expérimentale. A cet effet, on conserve une portion des matières suspectes, et on la destine à des expériences physiologiques sur les animaux, pour tâcher de reproduire les scènes morbides et les lésions symptomatiques des diverses intoxications. Sous le rapport de la sensibilité aux poisons, c'est, assurément, la grenouille qui nous offre le réactif vivant le plus précieux : c'est pourquoi ce batracien si sensible est ordinairement utilisé par les soins de l'insensible expert !

La tâche finale est de conclure, après comparaison

judicieusement établie de toutes les recherches chimiques et physiologiques précédemment faites, avec ]es commémoratifs recueillis sur les circonstances de la mort du malade et la marche spéciale des symptômes morbides ayant précédé ladite mort.

La question de savoir s'il y a homicide criminel, homicide par imprudence, accident ou suicide, est particulièrement du ressort des magistrats. Il est bon de savoir, toutefois, que la mort par suicide n'a guère lieu, au moyen du poison, qu'une fois à peine sur cinquante. De plus, le suicide n'use point des mêmes poisons que l'homicide. Un criminel choisira surtout des armes sûres et énergiques, sans se soucier beaucoup de faire souffrir sa victime, si elle doit succomber promptement. Le criminel fera donc choix de l'arsenic, de la cantharidine, de la strychnine, de la digitaline, de la vératrine, de l'aconitine, et autres poisons végétaux qu'il est inutile d'énumérer.

Celui, au contraire, qui veut se suicider a, presque toujours, recours à l'opium, à ses composés (laudanum) ou à ses principes actifs (morphine) parce que l'opium a la réputation, assez méritée, de procurer une mort exempte de souffrances, une sorte de sommeil dont le réveil n'a point lieu. Les symptômes d'empoisonnement consistent surtout, dans ce cas, en somnolence constante, douleurs de tête, tremblements, état nauséeux, démangeaisons violentes, troubles respiratoires. La physionomie est rouge, injectée de sang, l'œil fixe, atone, vitreux, la pupille contractée ; le pouls très rapide ; la peau, chaude, est trempée de sueurs visqueuses et abondantes. La mort survient, par asphyxie, après un état comateux et une période d'insensibilité dont la durée est très variable selon la préparation ingérée, ses doses, la résistance individuelle.

La recherche de la morphine et des autres alcaloïdes de l'opium se fait très aisément, aujourd'hui, par les procédés, fort rigoureux, de Stas et de Draggendorff. C'est surtout le foie qui sert de localisation au poison ; c'est donc le viscère qu'il importe le plus de bien analyser. La morphine résiste assez longtemps à la décomposition en présence de la fermentation putride. Des observations de Taylor et de Stas prouvent qu'on a pu la retrouver, après plus d'une année, dans les viscères de cadavres exhumés judiciairement.

Cela n'empêche que la recherche des alcaloïdes est toujours, en toxicologie, la plus difficile et la plus délicate de toutes. Que de causes d'erreur n'a-t-on pas à éviter, en effet ! D'une part, ces poisons sont mortels à doses excessivement faibles, capables de se dérober aux investigations les plus consciencieuses. D'autre part, la putréfaction peut donner naissance à certains produits dont les réactions chimiques sont fort analogues et la toxicité non moins violente : c'est à ces alcaloïdes d'origine animale, découverte en 1871 par l'Italien Selmi, que l'on a donné (nos lecteurs le savent) le nom de *ptomaïnes*. C'est à eux que l'on attribue, aujourd'hui, les graves accidents d'empoisonnement déterminés, de temps à autre, par les conserves putrides et autres aliments avariés.

XXV

# VIVISECTIONS

—

Effrayé probablement par des clameurs assourdissantes et fatigué de plaintes réitérées, le gouvernement prussien a rendu, il y a quelques années, le décret, ou plutôt édicté le règlement suivant :

Article 1er. Les expériences sur des animaux vivants ne devront être pratiquées que dans un but d'investigations sérieuses ou pour servir à l'enseignement.

Article 2. Dans les cours publics, ces expériences ne devront avoir lieu qu'autant qu'elles seront néces saires à l'intelligence du sujet traité.

Article 3. Les préparatifs aux expériences devront, en général, être faits avant que le cours soit commencé et non en présence des auditeurs.

Article 4. Les expériences ne pourront être faites que par les professeurs et leurs prosecteurs ou sous leur responsabilité.

Article 5. Les expériences qui, pratiquées sur des animaux inférieurs, donnent les mêmes résultats que si elles l'étaient sur des animaux d'ordre supérieur, devront être faites sur les premiers.

Article 6. Toutes les fois qu'on pourra le faire sans inconvénient, les animaux devront être anesthésiés pendant les expériences.

Ce règlement, *absolument rationnel*, est inutile en France, tout simplement parce que (sans qu'il existe) on l'y exécute ponctuellement. Nous ne voulons pas dire qu'il soit plus nécessaire en Allemagne. Nous ne sommes pas de ceux qui croient à la férocité des Allemands. Il s'agit, tout simplement, d'une disposition arrachée à la faiblesse du Reichstag, comme elle l'a été autrefois à celle du Parlement anglais, « par des farceurs intéressés ou quelques vieilles filles hystériques » (de Cyon). Les vieilles filles, les protestants et les hystériques ont‘ en effet, comme chacun sait, le monopole de l'antivivisection, du spiritisme et des tables tournantes. Les médecins en jupons, les poètes et quelques fantaisistes gonflent la phalange. Parmi eux, n'en est-il pas aussi qui croiraient à la métempsycose, et prendraient ainsi leurs précautions pour l'avenir ?

Il est enfantin de faire du sentiment à propos de grenouilles, de chiens ou de lapins : assez d'êtres humains souffrent des tortures analogues, qui méritent plus d'occuper notre penchant à l'attendrissement. Mais ce qu! faut faire ressortir à tout prix, c'est le mauvais exemple de mutilations, d'incisions, de perturbations vitales indéfiniment variées, mises en œuvre sur des êtres **vivants** de toute sorte, sans nécessité absolue, dans le seul but de répéter des expériences mille, fois connues et par cela même infécondes en résultats pratiques.

Que la vivisection reste confinée dans les laboratoires, ces temples où l'on peut à la rigueur sacrifier à la science et au progrès de l'humanité les existences, moins précieuses que les nôtres (à notre point de vue surtout) des animaux qui nous entourent ! Que, dans les mains géniales des Harvey, des Aselli, des Bichat, des Bernard, la nature vivante se laisse arracher ses secrets par le scalpel, rien de mieux! Mais offrir publiquement en spectacle aux curieux les tourments barbares infligés à des êtres *vivant et sentant comme nous*, voilà un abus révoltant et qu'il ne faut pas admettre.

Nous avons suivi, depuis longtemps, avec attention, le mouvement antivivisectionniste, et vérifié aussi soigneusement que possible les allégations de ses partisans. Accusations idiotes ou folles, arguments de fanatiques, dénués de toute valeur, enfin, mauvaise foi fréquente : tel est, à peu près, le bilan des adversaires de la vivisection. Croiriez-vous qu'ils exhibent comme « *horrible, most horrible* » des tableaux *terrifiants,* qui sont tout simplement des planches d'anatomie ! Tous ces *zoophiles,* d'ailleurs, ont le moral assez mal équilibré. Ils achèteront les grenouilles des Halles, recueilleront les chats et les chiens, feront de la propagande chez les bouchers, ramasseront les verres cassés du pavé de Paris, pour empêcher les chevaux de se blesser ; ils pousseront des cris de paons, s'ils vous voient prendre un fiacre dont le cheval mange ! Et, si vous cherchez bien au fond de ces belles natures, d'un sentimentalisme si exquis, des idées réelles d'humanité et de philanthropie, vous chercherez en vain. Nous sommes donc forcés d'admettre, avec le savant aliéniste Magnan, qu'il s'agit là, fréquemment, d'une dégénérescence psychique, d'une folie réelle.

Nul ne peut, d'ailleurs, raisonnablement, chercher à gêner les rares médecins qui se livrent à l'étude de la physiologie. L'homme qui emploie les animaux à ses usages domestiques et à son alimentation, peut bien les employer aux progrès de l'art le plus utile qu'il ait inventé. Or, en médecine, l'observation a remplacé aujourd'hui l'intuition. En cherchant à nuire à la physiologie, vous nuisez au progrès, vous marchez en arrière ! Que MM. les cuisiniers commencent ! Que les antivivisecteurs renoncent aux huîtres, aux viandes, aux écrevisses, au homard et à toutes ces bêtes nombreuses et intéressantes, dont Goudeau a si éloquemment décrit l'agonie :

L'écrevisse a reçu, vive, dans l'eau bouillante,
L'infernal baiser du carmin,
Et (morne enterrement) l'huître glisse vivante
Au sépulcre de l'abdomen !

Qu'ils quittent leurs éperons ; qu'ils ouvrent leurs cages ; *qu'ils laissent tranquilles les chats et les oreilles !*... Qu'ils fassent supprimer les courses de chevaux, les *corridas*, et les immondes combats de coqs ! Alors, ils pourront parler. Sinon, qu'ils aient la pudeur de pardonner aux vivisecteurs, en faveur de la souveraineté du but qu'ils poursuivent.

Déjà, au quinzième siècle, Colombo affirmait que « la vivisection en apprenait plus, en un jour, que trois mois de lecture de Galien. » Aujourd'hui, nous savons tous que c'est à elle que nous devons les découvertes de la circulation du sang, base de la médecine moderne ; celle du galvanisme, si féconde en résultats ; la physiologie des poisons et l'action des remèdes (curare, strychnine, chloroforme). C'est à elle que nous devons de connaître l'exacte influence de la pression barométrique, les fonctions du foie, les mystères de la régénération osseuse et des greffes épidermiques. C'est sur les expériences d'animaux, que les chirurgiens ont basé les ligatures, la transfusion, la gastrotomie, les opérations d'oculistique. C'est à elles que la médecine légale doit de connaître les lésions de l'asphyxie par submersion et les phénomènes de l'épilepsie expérimentale. Bien plus, la vivisection protège les animaux. Ne mène-t-elle pas des hommes comme Pasteur à l'extinction du charbon, de la rage, du rouget du porc, du choléra des poules, et d'autres fléaux morbides ?...

Il y a quelques années, nous nous étions ému des

révélations antivivisectionnistes : nous avions même protesté contre certains abus signalés à cette époque. Mais, réflexion faite, nous avons résolu de vérifier avec attention ce qu'il y avait de vrai dans ces effrayantes histoires. Or, dans tous les laboratoires de Paris, nous avons constaté qu'il s'agissait de pures calomnies. Jamais on n'y entreprend une expérience sur un animal, sans avoir essayé d'atteindre le but scientifique par d'autres voies. Jamais on ne fait de démonstration oiseuse ou inutile. Enfin, chaque fois que la nature de l'expérience le permet, on endort la bête par l'éther, le chloral, l'opium ou le chloroforme. On pratique enfin les plus petites incisions, et l'on prend les précautions les plus minutieuses pour guérir rapidement l'animal et lui conserver la vie.

Si, de bonne foi, quelques personnes parlent d'abus, c'est que réellement l'abus, en vivisection comme dans bien des matières, ne saurait être jugé convenablement que *par les pairs*, c'est-à-dire, ici, par des personnes suffisamment au courant des questions de médecine et de biologie. Pour ma part, après avoir entrepris une enquête, avec de grandes préventions contre les vivisecteurs, je suis heureux de rendre hommage aux sentiments de modération et d'humanité de nos confrères physiologistes et de les engager à persister dans leur mansuétude à l'égard des bêtes, nos frères inférieurs.

Il ne s'agit pas ici (comme on l'a dit maladroitement) de cléricalisme et de sensiblerie bigote. Les catholiques ont peu de tendresse pour les animaux, auxquels ils refusent le jugement et le sentiment. Relisez à ce sujet, les célèbres divagations du R. P. Malebranche sur la machine animale ! Mais c'est bien plutôt aux adeptes du matérialisme, à ceux qui ne voient dans l'homme qu'*un animal modifié par la sélection*, qu'il appartient de faire respecter la nature vivante, même dans ses manifestations les plus obscures D'ailleurs, si vous vous plaisez à interroger l'animal par la torture, c'est la douleur seule qui vous répondra. De grossières erreurs fausserout ainsi vos résultats pratiques.

Les adversaires de la vivisection nous font observer que Néron et Héliogabale ont commencé par transpercer des mouches et mutiler des poulets, avant d'accomplir leurs effroyables hécatombes humaines. Mais il y a loin de la torture sans objet à la vivisection scientifique qui, pour être vraiment respectable et digne de la science, doit bannir les inutiles souffrances, rester confinée dans ses laboratoires et ne pas capter la curiosité malsaine du vulgaire.

XXVI

# L'HYGIÈNE ET L'ARMÉE. - LA FIÈVRE TYPHOÏDE

La mortalité militaire en temps de paix s'est abaissée, depuis moins de vingt ans, de douze à huit pour 1,000. La bonne santé d'une armée est la première condition de sa puissance. Aussi, en applaudissant aux résultats déjà obtenus, faut-il chercher, sans cesse, à améliorer, au point de vue de l'hygiène, le groupe militaire, dont la force et la santé intéressent si vivement tous les Français.

La maladie qui fait le plus de victimes dans l'armée est la fièvre typhoïde. Pourquoi affectionne-t-elle spécialement le milieu militaire? A coup sûr, l'encombrement, le *miasme humain*, jouent le plus grand rôle dans sa diffusion. Mais ses causes prochaines résident surtout dans les erreurs hygiéniques, installations défectueuses, mauvaise qualité des eaux d'alimentation, mauvaise disposition des latrines, contamination du sol et de l'atmosphère par les émanations des égouts et des dépôts putrescibles, etc., etc.

D'après la classification des eaux alimentaires et leur teneur variable en bactéries et en microbes, on peut presque suivre l'histoire de la fièvre typhoïde dans les établissements militaires. Lorsqu'elles ne provoquent pas directement cette maladie, les eaux viciées la préparent, au moyen de dérangements intestinaux qui ouvrent au contage typhique les portes de l'organisme. La salubrité des eaux potables est, au contraire, fertile en bienfaits, apparents ou ignorés, sur la santé publique en général et militaire en particulier.

Nul procédé de purification ne pouvant suppléer à la bonne eau de source naturelle, il faut surtout s'ingénier à mettre les établissements militaires en communication avec les distributions d'eau publiques, partout où les villes ont réussi à se pourvoir d'eau de source. Grâce à des fonds spéciaux, attribués par le budget, des travaux d'abduction ont pu ainsi être entrepris dans trente-neuf villes de garnison. Est-il un groupe professionnel plus digne de semblable largesse, que le groupe des défenseurs du pays ?...

Les résultats des distributions d'eau pure n'ont pas tardé à se faire jour. Depuis que la caserne des sapeurs-pompiers a été mise, à Paris, en possession d'eau de la Vanne, les ravages de la fièvre typhoïde

y ont diminué dans les proportions des cinq hui-
tièmes. Depuis que tous les établissements militaires
sont munis d'eau de source, jamais la fièvre typhoïde
n'a moins sévi dans le gouvernement de Paris. Conclusion : tous ceux qui tiennent une plume doivent,
sans relâche, réclamer à nos gouvernants de l'eau de
source, de l'eau en abondance, de l'eau absolument
pure, l'élément le plus solide de l'hygiène et de la
prophylaxie rationnelles.

Toutefois, pour ce qui concerne la fièvre typhoïde,
dont l'origine fécale est à peu près universellement
admise, il faut veiller aussi à empêcher la contamination de l'air et du sol par les exhalaisons méphitiques des fosses d'aisances. Partout où l'on ne peut
établir le tout-à-l'égout, on devra substituer aux fosses
fixes le système des tinettes mobiles. Ces réformes
importantes se poursuivent, du reste, actuellement,
dans plusieurs corps d'armée. Dans les grandes villes
comme Paris, elles sont naturellement connexes avec
les questions d'hygiène générale ; et, comme le disent
MM. Brouardel et Colin, « l'assainissement des centres
urbains, au point de vue de l'extinction de la fièvre
typhoïde, est devenue une *œuvre nationale* ». Hélas !
pourquoi l'argent qui a servi à... ne pas faire le
canal de Panama, par exemple, n'a-t-il pas été employé plutôt à ces améliorations, vitales pour l'avenir
de notre pays ?... Plus du tiers de notre léthalité
militaire et plus d'un cinquième des décès civils

pourraient être rayés de la statistique, si l'on voulait, une bonne fois, aborder ce fameux chapitre des dépenses d'assainissement, qui sont, à la vérité, les meilleures et les plus réelles des économies à réaliser !...

« Les villes malsaines, dit M. Brouardel, déciment notre armée ». Et, en effet, nous voyons la fièvre typhoïde n'enlever à la population civile qu'une proportion environ sept fois moindre qu'à nos garnisons françaises. Les populations civile et militaire se doivent donc une protection réciproque, et non l'échange continu de leurs procédés anti-hygiéniques, comme cela n'a que trop eu lieu jusqu'à présent. L'hygiène des établissements militaires est intimement liée à celle des villes elles-mêmes. C'est pourquoi, au lieu d'objurgations platoniques, les vrais hygiénistes sont heureux de voir le ministre de la guerre prendre des mesures de rigueur — telles que le retrait des troupes, — vis-à-vis de certaines villes, que leur mépris excessif de toute salubrité transforme en des foyers permanents d'infections épidémiques.

Et la statistique, budget des choses, science révolutionnaire par excellence, nous donne, à cet égard, les renseignements les plus précis. Elle nous montre, décimées par la fièvre typhoïde, les garnisons suivantes : Compiègne (2ᵉ corps), qui boit l'eau si malsaine de l'Oise; Caen (3ᵉ corps), dont les casernes sont très insalubres ; Châlons (6ᵉ corps), Besançon (7ᵉ corps), infectées aussi par leurs vieux bâtiments à la Vauban; Bourges (8e corps), Decize (id)., connues pour le mauvais état de leurs égouts; Chatellerault (9e corps), pour ses fosses fixes; Ancenis (11e corps), Limoges (12e corps), pour l'insalubrité de ses casernes; Clermont (13e corps), dont l'hygiène générale laisse fort à désirer; Lyon (14e corps), qui se plaint, comme Paris, de l'impureté des eaux d'alimentation; Marseille (15e corps), Montpellier (16e corps), Toulouse, Pamiers, Montauban, Cahors, Foix (17e corps), et Bordeaux (18e corps), toutes villes célèbres pour leurs solécismes d'hygiène urbaine, etc., etc.

S'il est vrai que gouverner soit prévoir, la prophylaxie doit marcher aux avant-postes de l'armée.

XXVII

# LA MÉDECINE EN TEMPS DE GUERRE

———

Depuis nos malheurs de 1870-71, la réorganisation de l'armée a accompli bien des réformes utiles, notamment en ce qui concerne le service médical en temps de guerre. Autrefois, il suffisait d'avoir un diplôme de docteur ou de pharmacien, pour être incorporé, quand les circonstances le demandaient, dans le service de santé militaire. Ce système avait plus d'un inconvénient, et nous avons bien chèrement expié (il faut le dire) l'ignorance médico-militaire du personnel de santé de l'armée, ignorance aussi dangereuse, peut-être, en temps de guerre, que l'incapacité médicale proprement dite.

Aussi chacun a-t-il applaudi au décret ministériel du 10 janvier 1884, disposant que « pour leur admission et leur avancement dans le cadre des officiers de réserve et de l'armée territoriale, les médecins civils et les pharmaciens de première classe devront subir, dorénavant, un examen d'aptitude... » Le programme de cet examen porte sur l'organisation militaire, le service en campagne, les infirmeries régimentaires, postes de secours, hôpitaux, ambulances, hôpitaux mobiles et sédentaires de campagne, ambulances et trains d'évacutions, secours sur le champ de bataille, bandages et appareils improvisés, relèvement et transport de blessés, brancards et voitures, convention de Genève, etc.

Après avoir subi un semblable examen, nul doute que notre corps médical ne soit capable de rendre tous les services que la patrie attend de son habituel dévouement. C'est donc avec une certaine émotion et un vif intérêt que nous avons pu parcourir un excellent *Guide*, dû à la collaboration de deux savants médecins militaires, les D<sup>rs</sup> Petit et Collin (1). Ce guide, avec un rare esprit d'opportunité, vient offrir aujourd'hui au médecin et au pharmacien réservistes et territoriaux, ainsi qu'au médecin auxiliaire, l'exposé complet des connaissances requises pour leurs emplois respectifs.

Dès la première page, le Guide pose en principe que, de nos jours, la victoire est à ceux qui sont prêts le plus vite, et qui concentrent le plus rapidement leurs forces. Il insiste sur les principes de hiérarchie

(1) Société d'Editions scientifiques.

et de discipline qui font la force des armées. Puis, il étudie l'organisation générale du service de santé, aujourd'hui autonome et débarrassé de l'ancienne tutelle de l'intendance. Depuis ce nouveau régime surtout, tout médecin militaire doit être doublé d'un administrateur : ses devoirs techniques d'antan sont restés les mêmes, en s'augmentant d'une partie de l'importante responsabilité qui pesait naguère sur l'intendance et sur les officiers d'administration.

Le médecin chef de service, par exemple, ne tient pas moins de treize registres : ceux d'incorporation ; des malades à la chambre, à l'infirmerie, à l'hôpital ; des convalescents ; des catégories ; des blessures de guerre et accidents ; des vaccinations et revaccinations ; du matériel et des médicaments ; de correspondance, d'enregistrement, des bons, etc... Sur ce dernier registre, il doit inscrire les bons pour le blanchissage des linges à pansements, le vin des malades, les fournitures de bureau, bandages herniaires, lunettes ; combustibles pour la préparation des bains ; éclairage des salles de l'infirmerie régimentaire, etc... Vous voyez, lecteurs, que la besogne administrative du médecin militaire n'est pas une sinécure, depuis que la scission du corps de santé et de l'intendance a été prononcée par la Chambre et par le Sénat.

Nous ne saurions entrer ici dans les détails infinis de l'approvisionnement des infirmeries régimentaires de campagne, dans la composition des sacs et sacoches, du rouleau pour secours aux asphyxiés, des cantines médicales, paniers de réserve, objets en vrac, musettes à pansement, etc. Qu'il suffise de savoir que ces divers services sont minutieusement organisés et permettent d'affirmer le bon fonctionnement des postes de secours et en général de la médecine, si difficile, des champs de bataille.

Les ambulances sont (on le sait) des lieux de passage pour assurer les premiers soins aux blessés sur les champs de bataille, et pratiquer les opérations d'urgence. Il ne faut donc pas perdre de vue qu'elles doivent toujours suivre les mouvements des troupes, et évacuer le plus tôt possible leurs blessés sur les derrière de l'armée. On comprend donc pourquoi cette question des ambulances fourmille, en matière d'organisation, des formalités les plus délicates et les plus diverses. C'est à la stricte observation de toutes ces *minuties de haute importance*, que le médecin militaire doit surtout s'attacher. L'excellent manuel du docteur Petit contient les indications les plus précises sur ce chapitre, où de belles gravures viennent aider à la compréhension du texte.

La convention de Genève, par sa neutralité protectrice si bienfaisante, facilite, d'ailleurs (il faut bien le dire, à l'honneur de l'humanité et de la civilisation), le régulier fonctionnement des ambulances. Dans la troisième conférence internationale des Sociétés de la Croix rouge, donnée dernièrement à Genève, d'utiles réformes ont été encore réalisées, notamment pour reconnaître l'identité des morts, pour l'introduction des nouveaux pansements, et l'application, si ingénieuse, aux champs de bataille, de la lumière électrique. Cette dernière et précieuse conquête est due au zèle philanthropique louable du baron Mundy.

Depuis vingt ans, les progrès de l'hygiène militaire ont été considérables. Si l'on ne connaît guère mieux l'origine véritable des épidémies, dont on saisit le soi-disant *microbe*, on attache incontestablement, aujourd'hui, plus d'importance aux moyens de préservation individuelle, à la propreté, aux vêtements, à la saine alimentation; la vaccination se répand; le filtrage des eaux et la désinfection des fosses d'aisances se pratiquent dans les casernes. En même temps que s'augmente ainsi la résistance du soldat, *hygiénisé*, pour ainsi dire, contre les causes morbides, on empêche l'accès et la pullulation des contages, par les mesures d'isolement et de désinfection effectivement appliquées.

Les blessures de guerre par armes blanches vont devenir de plus en plus rares ; pendant la prochaine guerre, les médecins se trouveront en présence de deux ordres principaux de blessures. Les unes, moyennes, causées par l'infanterie tirant à *bonne* distance (blessés transportables et apparemment curables) ; les autres, très graves, causées par l'infanterie tirant à *courte* ou *grande* distance et par l'artillerie (blessés non transportables, mortellement frappés ou à amputer). Cette bénignité des seules plaies faites à distance normale ou moyenne tient au perfectionnement de notre fusil, et notamment à la petite balle cylindro-conique que renferme sa cartouche.

Le Congrès de médecine de guerre s'est occupé, en 1889, de l'hygiène du champ de bataille. Il émet le vœu que l'on donne aux hommes, avant le combat, du thé et du café, préférablement à de l'alcool ; il réclame l'adoption définitive de la *plaque d'identité*. Il ne se prononce pas sur la valeur du paquet de pansement individuel et fait entrevoir les raisons qui militent pour ou contre cette pratique.

Les progrès accomplis dans la chirurgie civile par les pansements antiseptiques se retrouveront, à coup sûr, dans la chirurgie d'armée en temps de guerre. Des statistiques de la guerre serbo-bulgare sont de nature déjà à nous édifier suffisamment à cet égard. Les anciens pansements donnent une mortalité plus de quatre fois supérieure aux nouvelles méthodes. Entre parenthèses, notons, pour nos lecteurs, que l'antisepsie agit moins par l'acide phénique, l'iodoforme, l'acide borique ou le sublimé que par la propreté seule et la longueur minutieuse qu'il est indispensable d'apporter au pansement. On peut faire un pansement antiseptique sans recourir à la chimie : il suffit d'une certaine quantité de substances absorbantes bien purifiées (ouate, étoupe, tourbe), que l'on recouvre d'une baudruche ou d'une gutta-percha imperméable, le tout maintenu par de légères bandes de tarlatane. L'antisepsie n'est donc, en réalité, que la propreté et l'attention élevées à leur plus haute puissance.

Avec d'excellents esprits, qui veulent la paix, mais songent toujours à une guerre possible, M. Ed. Romberg s'est occupé des prisonniers de guerre et de leur assistance par les Sociétés privées : il demande que l'on autorise, sous le contrôle de l'autorité militaire, l'envoi et la distribution régulière, à ces malheureux, de secours en habillements, linge, livres, etc., introduits en franchise de droits : on exempterait également des taxes postales les lettres, mandats ou articles d'argent destinés aux prisonniers, aux blessés et aux malades. Le baron Lambremont, premier plénipotentiaire belge, avait déjà introduit, en 1874, ces diverses questions touchant les belligérants internés et les blessés soignés chez les neutres : il serait à souhaiter que l'œuvre bienfaisante de la Conférence internationale de Bruxelles soit promptement reprise et élargie.

L'intendant Pesch a étudié la question des secours à accorder, en temps de guerre, aux familles nécessiteuses, et notamment aux femmes et enfants des soldats mobilisés. Question d'une haute importance ; car combien n'augmenterons-nous pas la force morale et la valeur virile du soldat, si nous lui donnons l'assurance que ceux qu'il aime et qu'il a quittés sont l'abri de la misère et du besoin ! M. A. Josse, chef d'escadron d'état-major au ministère de la guerre, demande, dans un esprit analogue, la création d'une Société militaire d'assurance mutuelle, du genre de celles qui fonctionnent déjà en Autriche et en Espagne, et notamment sur le modèle de l'*Army mutual aid association* de Washington (U. S. A.), qui a rendu à nos amis d'Amérique de si utiles services pratiques. Le concours bienveillant de l'Etat serait, assurément, acquis à une institution d'aussi noble espèce, pour l'administration et la gestion gratuites de leurs fonds (que l'on exonérerait naturellement de tout impôt), ainsi que pour l'autorisation d'accepter les dons et legs. On remédierait ainsi à la gêne pénible des veuves et orphelins pendant la longue période qui s'écoule entre le décès du chef de famille et l'époque du payement des premiers arrérages de la pension qui leur est attribuée.

Tous ces problèmes médico-militaires ont une valeur primordiale ; et il ne faut pas attendre, pour les résoudre, d'être aux prises avec les événements : « Aux maux sanglants, à l'inévitable barbarie de la guerre, a dit M. Riant, opposons la coalition trois fois sainte du dévouement, de la charité et de la science ! Préparons, en temps de paix, le matériel de secours et les moyens de transport ; recrutons et instruisons activement le personnel, sédentaire ou mobilisable, de nos sociétés d'assistance aux blessés militaires. Soyons prêts, et ne comptons plus sur l'improvisation de la dernière heure pour nous procurer des succès ».

# XXVIII

# L'UNION DES FEMMES DE FRANCE

Cette institution, fondée en 1881, par l'initiative privée, et reconnue d'utilité publique, offre les garanties
les plus pratiques et les plus sérieuses. Elle mérite,
par conséquent, au plus haut point, l'intérêt et les
sympathies de tous les Français.

L'Union des femmes de France, qui compte à l'heure
qu'il est plus de deux mille adhérents, a pour but de
préparer et d'organiser, en tous lieux, les secours pour
les blessés et les malades de l'armée ; de plus, elle
offre aux autorités civiles son charitable concours,
lorsque tout le monde est impuissant ou perd la tête,
au milieu d'un grand fléau ou de désastres publics
(inondations, catastrophes des voies ferrées, épidémies,
etc.). En temps de paix, à chaque instant, n'a-t-on pas
besoin de secours publics organisés ? Nous avons exprimé bien des fois ce *desideratum*. A Paris même, où

les ressources sont innombrables, les secours sont in-
suffisants et toujours tardifs.

Comme l'indique son nom, la Société « l'Union »
se compose essentiellement de femmes. Ses ressources
se composent des cotisations annuelles, du produit des
conférences et des fêtes, et enfin des dons, legs et
libéralités en argent et en nature.

L'Union fait des élèves, qui suivent les leçons des
plus distingués professeurs, et puisent dans ces leçons
les notions d'anatomie, de physiologie, d'hygiène, de
pharmacie et de petite chirurgie, indispensables pour
qui veut donner des soins aux blessés et leur appliquer les pansements et bandages appropriés.

L'instruction des élèves affecte surtout (et avec raison) le caractère pratique ; celles-ci sont même auto-
risées à faire un stage dans les hôpitaux ; elles sont
enfin assujetties à de fréquents et sérieux examens, à
la suite desquels a lieu la distribution des récom-
penses et des diplômes.

L'Union forme, en outre, des comités sur tous les
points de la province, et ces comités se fournissent
peu à peu de boîtes de secours et du matériel nécessaire aux pansements : les boîtes d'instruments et d'appareils ont parfois (on s'en souvient) figuré avec honneur à diverses Expositions. Les commissions de propagande et d'enseignement fonctionnent sans relàche,
sous la haute direction d'un comité facultatif, où l'on
remarque les noms les plus connus et les plus aimés.

L'Union des femmes de France est non seulement une œuvre généreuse, mais encore une œuvre dont la portée est très étendue. Elle met, le cas échéant, à la disposition immédiate de l'autorité militaire, de bonnes ambulancières et infirmières pour organiser sur place les secours. Les services sanitaires sont (on le sait) constamment encombrés pendant la guerre ; et cet encombrement est une des causes les plus palpables de la mortalité excessive des blessés et des malades. Par son personnel et son matériel organisés, l'Union des femmes diminuera, sur plus d'un point, l'encombrement.

L'Union n'a pas la prétention de supplanter la Croix Rouge (Société française de secours aux blessés). Elle n'est que son auxiliaire dévouée et soumise. La Croix-Rouge, en effet, assure aux champs de bataille des ambulances ; aux blessés, des moyens de transport ; tandis que l'Union, à l'aide de son personnel dévoué et intelligent, réalisera surtout une organisation sédentaire de secours particuliers. On a apprécié, comme ils le méritaient, les admirables services rendus par les femmes, pendant la guerre de 1870-1871. Ce qui fait surtout la valeur de ces services, c'est qu'ils ont été improvisés sans instructions, sans organisation préalables. Les femmes sont des artistes en matière de secours. Si les artistes sont doublées de praticiennes savantes; si, aux connaissances acquises pendant la paix, s'ajoutent de riches ressources préparées par avance, on voit quelle utilité pourront ainsi avoir un personnel instruit et un matériel organisé!

« L'Union des femmes de France, née de ce qu'il y a de meilleur au monde, *l'amour maternel*, est, par cela même, supérieur à tout esprit de parti... » Quel levier que l'amour maternel et le dévouement féminin, et comme nos voisins en ont su jouer déjà! En Allemagne, en Russie, en Angleterre, ces sortes de sociétés féminines de secours sont, depuis longtemps, très puissantes, pourvues d'un brillant prestige moral et des plus riches ressources matérielles. Voyez (chez ces bons Allemands) le *Vaterlandischen-frauenverein* : cette société patriotique de femmes propage partout son but, avec la plus pratique activité. Les soldats prussiens sont encouragés par de telles institutions d'assistance : elles amoindrissent chez eux la crainte du danger, avant d'adoucir la souffrance de leurs blessures. Quelle joie pour un blessé d'être pansé par des mains amies! Comme l'a dit notre vieil Ambroise Paré : « joyeulx guarissent toujours... »

La femme, par ses qualités natives de sollicitude et d'abnégation, est véritablement faite pour être infirmière et garde-malade. Elle sait trouver dans son cœur les accents capables de consoler celui qui souffre. Qui dira que le pansement des blessés n'est point office de cœur au moins autant que de science technique?

Vous rappelez-vous une phrase bien vraie de Victor Hugo dans *Quatre-vingt-Treize* : « Ce qui fait qu'une

mère est sublime, c'est qu'elle est une espèce de bête »?
Eh bien ! c'est cette puissance de l'instinct qui nous
explique les dévouements simples et magnifiques dont
l'histoire des femmes est pleine à chaque page. Le
rôle des femmes pendant la guerre de Crimée, pendant
la guerre de sécession d'Amérique, pendant la dernière
campagne turco-russe, etc., a été au-dessus de tout
éloge et de toute expression.

Partout et à toutes les époques, au milieu des plus
néfastes catastrophes (quand la commisération et la
charité font place, dans les cœurs, à l'égoïsme et au
sentiment de la conservation), on retrouve, plus ardents,
chez la femme, l'instinct du devoir et la soif du dévouement. Seule au milieu de tous, elle ne se sent pas
assez de courage pour supporter, sans les secourir, les
maux d'autrui ! Ces *poupées à migraines* deviennent
alors capables des plus grands élans du cœur et des
plus complets sacrifices, soit que, dans une catastrophe
industrielle, les ouvriers versent leur sang sur le champ
de bataille du travail, — soit qu'éclatent les drames,
terribles et contre nature, de la guerre, que Napoléon
osait nommer *un état naturel !*

Ayons donc, pour tous les jours mauvais, la foi
dans la femme.

XXIX

# LES TRAINS SANITAIRES

———

Ils sont destinés à assurer, en cas de guerre, une évacuation facile de tous les malades susceptibles d'être transportés depuis les ambulances mobiles jusque dans les établissements hospitaliers de l'intérieur. Puissions-nous éviter, dans notre prochaine campagne, l'abominable encombrement de blessés et de malades qui fut la caractéristique, hélas! des opérations de l'Année terrible!

C'est par les convois sanitaires que l'hygiène militaire atténue, le plus sûrement, les épidémies de typhus, de choléra, de dysenterie, etc., qui déciment nos armées et qui se transmettent si aisément aux populations civiles. C'est par les convois sanitaires que l'on éloigne également le mieux, des blessures de guerre, les complications mortelles qui les guettent sans trève : infection purulente, gangrène, tétanos, etc... Enfin, l'évacuation laisse le terrain libre aux belligérants, soulage le surhumain labeur du médecin militaire en temps de guerre, et assure aux blessés et aux malades nouveau-venus les soins attentionnés et toutes les ressources alimentaires et médicamenteuses que nécessite leur situation.

Un convoi sanitaire doit être, littéralement, « un hôpital qui marche ». Celui qui, dernièrement, prenait part aux manœuvres du corps de santé, était formé de 25 wagons de marchandises, contenant chacun huit lits, superposés deux à deux et séparés par un couloir longitudinal. Les manœuvres des brancardiers se passent, on a pu le voir, avec la plus grande rapidité, puisque 104 soldats ont été installés, en moins de 45 minutes, dans les wagons, très simplement, quoique très commodément, aménagés. Outre les compartiments spéciaux dont nous parlons, les trains sanitaires peuvent également contenir des voitures à voyageurs ordinaires, pour les militaires légèrement blessés et susceptibles d'être transportés assis. De plus, tout train de blessés est naturellement accompagné d'un personnel spécial de médecins, d'infirmiers et d'officiers d'administration, dont le rôle est (on le conçoit) des plus importants, jusqu'à l'arrivée à destination. Un fourgon spécial renferme les aliments, médicaments, linges, appareils de chirurgie et de pansements, matériel de cuisine et de pharmacie, etc. Les wagons chargés de malades couchés doivent être toujours placés dans le milieu du train, afin que les chocs du trajet soient, pour eux, moins violents et moins douloureux.

C'est sur l'initiative du regretté baron H. Larrey (camp de Châlons, 1857) que fut faite la première tentative de train sanitaire, dont les Américains, pendant la guerre de sécession, ne tardaient pas, avec le grand sens pratique de leur race, à apprécier l'impérieuse nécessité. Ces hôpitaux roulants se ventilent aisément ; ils sont très conformes aux exigences de l'hygiène, et donnent, finalement, au point de vue de la conservation des blessés et de la guérison des malades, les plus remarquables résultats. Aussi, en 1870-71, étaient-ils organisés partout en Allemagne : personne n'ignore qu'ils rendirent à nos ennemis d'inappréciables services.

Doit-on transporter par trains sanitaires les soldats atteints de maladies infectieuses transmissibles, telles que la variole, par exemple? Oui ; mais il faut isoler ces malades dans des compartiments absolument réservés, et éviter aux autres leur contact. Il est, d'ailleurs, nécessaire de séparer toujours les fiévreux, quels qu'ils soient, d'avec les blessés. On sait que c'est à l'absence de cette précaution élémentaire d'hygiène qu'étaient dues les effrayantes épidémies de pourriture d'hôpital, qui émaillèrent si communément les glorieuses campagnes du premier Empire. Aujourd'hui que nous connaissons mieux la genèse des maladies contagieuses et les évolutions des ferments morbifiques, nous devons conseiller, également, pour les trains sanitaires, la désinfection la plus fréquente et la plus rigoureuse. Le matériel du chemin de fer en offre lui-même les éléments suffisants, dans l'emploi bien dirigé de la vapeur d'eau surchauffée.

Pour bien saisir l'intérêt capital des convois sanitaires en campagne, il suffit de consulter les statistiques de la guerre franco-allemande. Du 23 août 1870 au 5 mai 1871, près de 150,000 blessés et malades prussiens passèrent ainsi par la gare de Nancy, pendant que les Français blessés, toujours pris au dépourvu par l'ennemi, étaient presque constamment faits prisonniers. C'est en exhumant le souvenir de ces tristesses, que nous pouvons réclamer du gouvernement tous les sacrifices, pourvu que nous n'assistions point, encore une fois, à de semblables spectacles !

Lorsque la chose est possible, on doit aussi utiliser l'eau pour le transport des blessés. Il y a longtemps que le docteur Rochard et beaucoup d'autres ont proposé la création, chez nous, d'hôpitaux flottants, comme il en existe en Angleterre et en Amérique. Ces bateaux hospitaliers, fixes pendant la paix, deviendraient mobiles pendant la guerre : leur organisation serait des plus simples et ils présenteraient, au point de vue de l'isolement des contagieux, par exemple, les plus favorables conditions hygiéniques. Mais, en temps de guerre, le transport des blessés et malades, par voie ferrée, est évidemment, de beaucoup, le plus important, et c'est sur sa bonne organisation surtout que doivent veiller ceux à qui incomberont les résultats décisifs de la prochaine campagne.

Nous avons également le devoir et nous nous donnerons le plaisir de faire connaître au grand public les conceptions, simples autant que pratiques, dues à notre confrère Bouloumié.

Un chariot de cultivateur peut servir, avec ses deux plans superposés, de cadre à l'installation de quatre blessés. Pour donner à ce véhicule la souplesse et le ressort nécessaires, et supprimer les secousses et les chocs pendant la marche, on fixe, au devant, une grande corde, qui se roule en arrière sur le treuil et divise ainsi l'aire supérieure, dans le sens de la longueur, en deux parties égales. Cette même aire est, ensuite, séparée dans le sens transversal par une pièce de bois sur laquelle la grande corde longitudinale vient s'appuyer. En faisant passer, de gauche à droite et réciproquement, sur ce plan supérieur, des cordes modérément tendues, on se trouve en présence d'un réseau suspendu et élastique, sur lequel prennent place les brancards.

Les brancards sont très logiquement construits à l'aide d'un cadre de quatre branches reliées par des ficelles, et formant un rectangle correspondant au quart de l'aire de la voiture. Le fond du brancard est formé par trois sacs repliés dans leur sens transversal : un coussinet de paille sert d'oreiller aux blessés.

On peut ainsi aménager pour le transport des soldats toutes les voitures de culture et d'industrie. Mais M. Bouloumié ne s'en est point tenu là : il a, en outre, improvisé deux appareils pour suppléer à l'absence des appareils Bry-Ameline, adoptés par le ministère de la guerre pour le transport des blessés par voie ferrée. Il s'agit tout simplement de rondins de bois formant supports, et de cordes formant ressort, le tout facile à disposer sans attache, dans tous les wagons de marchandises. L'appareil *à cadres* et l'appareil *à simples montants* permettent tous deux le transport de 12 blessés par wagon, disposés en deux étages de trois à l'avant et à l'arrière du wagon. Des expériences faites, sur la ligne de Versailles, avec des trains de grande vitesse, ont démontré la douceur, la simplicité et la stabilité de ces appareils, qui, de l'aveu même des techniciens, répondent à tous les *desiderata*.

Avec une foi d'apôtre, notre savant confrère (qui rend journellement les plus utiles services à notre pays, comme secrétaire général de l'Union des femmes de France) s'est livré, dans les campagnes, à une propagande active et efficace. Partout, il a fait des démonstrations de ses ingénieux procédés ; partout, il a recruté, parmi les hommes valides de bonnes vie et mœurs, exempts de service militaire ou ayant satisfait à ses obligations, un respectable nombre de volontaires, auxquels il a patiemment appris l'improvisation des brancards, le transport, le chargement et le déchargement des blessés.

Bouloumié a pu constituer ainsi, de toutes pièces, un nouveau corps des plus importants : celui des *brancardiers de frontière*, dans lequel il a embrigadé environ 4 0/0 de la population totale. En réduisant, si vous le voulez, cette proportion à 2 0/0 seulement, voilà donc une série de petits corps communaux, escouades, sections ou compagnies (selon l'importance des villes, villages ou hameaux), dont le total s'élèvera à 106 ou 110,000 hommes !... C'est là un chiffre sérieux de braves gens, prêts, au moindre signal, à secourir les blessés des premiers engagements ou ceux des grandes batailles, si le service de santé n'est pas encore là avec ses ambulances, ou s'il est numériquement insuffisant, lui et son matériel...

La victoire est à ceux qui sont prêts le plus vite. Si nous avions beaucoup de patriotes capables de semblables initiatives et prêts à sacrifier leur temps, leur personne et leur argent, à l'étude de ces minuties de si haute importance, notre pays pourrait attendre, de pied ferme, le jour inévitable de la revanche.

## XXX

# HYGIÈNE MILITAIRE EN ALGÉRIE ET EN TUNISIE

---

« La Jouvence de l'avenir, a dit justement Michelet,
se trouve dans deux choses : une science de l'émigration, un art de l'acclimatation. » Mais l'acclimatation
en Algérie n'est pas chose commode en général, et
devient surtout un dur problème, lorsqu'il faut concilier
ses données avec les conditions hygiéniques si désa-
vantageuses des armées en campagne. Toutefois, nous
tàcherons ici d'être utile, en cherchant surtout (comme
nous le faisons généralement) à donner des préceptes
d'hygiène individuelle.

L'Algérie est surtout dangereuse pendant les six
derniers mois de l'année (les six premiers sont très
salubres en général) ; ce qu'on nomme la *saison
endémo-épidémique* s'étend surtout de la fin du mois
de juin au milieu du mois de novembre. Les fièvres
intermittentes sévissent durant cette période. Il n'y a

pas d'assuétude pour le miasme palustre qui les produit, et, comme le dit un proverbe bien connu des habitants du littoral méditerranéen, plus on vit avec la *malaria*, plus on a de chances de subir ses atteintes. C'est pour cela qu'on a vu souvent les Anglais, sous le brûlant et fiévreux climat de l'Inde, conduire des campagnes sans grands dommages pour leurs soldats, par ce fait seul qu'il agissaient rapidement et d'un seul coup contre leurs ennemis.

Chaque pays, on le sait, a ses maladies, comme sa flore et sa faune particulières. Or, une autre maladie atteignant fréquemment les soldats en Algérie, c'est la dysenterie. La mauvaise qualité ou la pénurie de l'alimentation, l'abus des eaux viciées, chaudes et souvent magnésiennes de l'Algérie, les alternatives d'excès et de privations de viande, l'encombrement, etc., sont signalés comme causes de cette maladie. Celle-ci est souvent provoquée par le refroidissement subit du ventre, à cause des différences énormes entre la température du jour et celle de la nuit. C'est pour cela qu'on recommande aux soldats de porter sans cesse une ceinture de flanelle; on doit aussi, à la première alerte de diarrhée, leur administrer des lavements émollients et de petites doses de sous-nitrate de bismuth. L'autorité militaire doit veiller, en outre, à la qualité des eaux, à la régularité des ravitaillements, à la qualité et à la quantité des vivres.

Dans les phénomènes de l'insolation, on sait aujourd'hui que l'irradiation solaire n'est pas seule en cause. C'est surtout en Algérie que l'on a souvent constaté l'action des émanations chaudes du sol dans la production des symptômes décrits sous le vocable impropre d' « insolation ». C'est pour cela que le général Bugeaud, dans un ordre du jour en date du 17 juillet 1846, prescrit aux officiers de ne pas laisser leurs hommes se coucher, en contact avec le sol, mais seulement déposer leur chargement de temps à autre. A propos de la chaussure, nous nous sommes suffisamment étendu sur les accidents de la marche pour ne pas avoir à y revenir. Cette question ne vise d'ailleurs que très indirectement notre sujet actuel.

Pour diminuer les dangers du climat africain, il importe de bien installer le campement. Si l'on peut, on choisira une certaine altitude, une situation déclive du terrain; celui-ci ne devra pas être marécageux, ni fraîchement défriché. On fauchera le sol, on y répandra des branchages et du tertre, ainsi que des pailles en nattes, que l'on ventilera fréquemment. C'est surtout sous la tente que peuvent se produire les accidents d'insolation, et l'on ne s'en étonnera pas, si l'on songe que le thermomètre y marque parfois 54 degrés. Les hommes devront se méfier non-seulement des oscillations de température (et se vêtir en conséquence), mais encore prendre garde au brouillard du soir, qui est très toxique et paraît recéler les miasmes des fièvres intermittentes. Pour les chasser, il faudra allumer de grands feux, qui auront aussi l'avantage de préserver les hommes des dangers de l'humidité.

Pour prévenir le typhus des camps, cette plaie des armées, qui se reproduit surtout après les batailles, on observe certaines précautions qu'il est bon de rappeler ici. Il faut établir les fosses-latrines à une certaine distance des agglomérations militaires et transporter au loin les cadavres des hommes et des animaux, que l'on enterrera profondément; aérer les tentes, les espacer, les munir de cheminées; déplacer les camps et les ventiler en battant les tentes et en les changeant de place ; pour éviter la contagion du typhus, isoler les malades, les soigner minutieusement ; baigner les individus sains et leur donner des vêtements neufs, en désinfectant et en brûlant tous uniformes suspects.

La famine est un puissant élément causal du typhus ; aussi, le ravitaillement est-il une des conditions indispensables dans la prévention des épidémies. Il faut surtout éviter l'abus du biscuit, qui affaiblit les hommes, provoque la diarrhée et ouvre toutes grandes les portes de l'organisme aux maladies infectieuses. Le biscuit, comme l'a dit fort justement le docteur Chenu (un médecin militaire qui restera comme le type de l'honnêteté et du pur patriotisme), « le biscuit est au pain ce que la viande salée est à la viande fraîche, avec cette différence, toutefois, que l'économie supporte mieux et plus longtemps l'usage exclusif de la viande salée que l'usage exclusif du biscuit ».

En donnant une nourriture de bonne qualité, en installant un bon campement, en désinfectant, autant que possible, les tentes et les fosses, en évitant aux troupes les fatigues et les dangers de l'encombrement; en éloignant et isolant les malades ; en recommandant la propreté individuelle la plus scrupuleuse; en interdisant l'intempérance; en veillant à ce que les hommes changent bien exactement, tous les jours, leurs pantalons de toile contre des pantalons de drap après le coucher du soleil; on peut vivre en Algérie aussi bien portant que dans la métropole. Une armée où l'hygiène règne en souveraine ne se démoralise point : le moral n'est, comme l'a dit Cabanis, que « le physique retourné », et la science hygiénique peut, à bon droit, prendre comme devise le *Mens sana in corpore sano* des vieux Romains...

Nous avons attiré l'attention sur la mauvaise qualité des eaux en Algérie, et sur leur action indiscutable dans la production de la dysenterie. Le ministre de la guerre a, pour cette raison, ordonné l'approvisionnement en thé de nos corps d'armée en campagne, dans le but de remédier aux dangers des boissons aqueuses en Algérie. Comment le thé agit-il, dans la purification de l'eau, et dans la correction de ses qualités nocives? Par l'ébullition, d'abord, qui la décompose et tue les organismes vivants qu'elle contient (animaux et végétaux microscopiques) ; de plus, le tannin que le thé renferme forme, avec les matières organiques, des composés insolubles, imputrescibles (on sait que sur cette action s'appuie la théorie du tannage des peaux). Toutefois, une eau bouillie n'est plus légère à l'estomac ; elle a perdu les gaz dissous qui la rendaient digestible : elle demande à être artificiellement aérée par l'agitation ou par le battage.

Quant à la filtration des eaux, c'est une opération mécanique utile, retenant les petits animaux (sangsues) et leurs œufs (germes des vers intestinaux), mais laissant passer parfois des matières organiques nuisibles. Néanmoins, il est utile de pourvoir les régiments de filtres de campagne.

En Algérie, d'ailleurs, il est très imprudent de boire sans manger, et en même temps dangereux de sortir le matin le ventre vide. C'est pour cela qu'on distribue, depuis longtemps, aux troupes de la colonie, une infusion de café alcoolisée tous les matins. Cette distribution, due à l'intelligente initiative du docteur Champoreau, a conservé le nom de cet ancien médecin militaire.

La chaleur et la poussière déterminent une éruption fort pénible, connue sous le nom de *gale bédouine*. Il importe, pour s'en préserver, de procéder à des lotions aqueuses fréquentes et généralisées. De même pour prévenir les ophthalmies, il faudra tenir les paupières dans un état minutieux de propreté.

Enfin, le séjour de l'Algérie expose aux piqûres d'animaux venimeux : le scorpion et la vipère y causent surtout des accidents graves. La première chose à faire, lorsque l'on a été piqué, c'est de s'efforcer d'éliminer le venin de la plaie, pour l'empêcher de porter ses effets généraux d'intoxication sur l'organisme entier.

Pour éliminer le venin, on pressera, le plus fortement possible, la plaie ; on la sucera activement, pour la faire saigner, et on la lavera, s'il est possible, à grande eau ; puis, on appliquera une ligature au-dessus de la plaie, et l'on serrera fortement cette ligature, pour interrompre la circulation veineuse entre la plaie et le cœur, et en empêcher ainsi le passage du venin dans le torrent circulatoire.

Ensuite, on pourra appliquer sur la plaie des substances altérant la nature des venins, telles que l'ammoniaque, la teinture d'iode, l'acide phénique concentré, le perchlorure de fer liquide, etc... Enfin, l'on traitera, s'il y a lieu, les accidents locaux d'inflammation ou de gangrène, et les accidents généraux d'infection, s'il s'en produit : contre ces derniers, les médications purgative, sudorifique et alcoolique sont les plus recommandables.

# XXXI

# GÉNÉRALITÉS D'HYGIÈNE COLONIALE

---

## L'hygiène au Tonkin et en Indo-Chine

Le courant migrateur est devenu aujourd'hui véritablement un besoin pour les vieilles nations, que le trop-plein économique et les nécessités commerciales entraînent, peu à peu, dans les pays les plus insalubres, et notamment dans les régions intertropicales. La nécessité d'une bonne hygiène exotique se fait donc sentir d'une manière impérieuse, à notre époque d'entreprises coloniales et de lointaines conquêtes. Seule, une science sanitaire méthodiquement popularisée est capable d'assurer et de rehausser l'aptitude d'adaptation aux multiples insalubrités qui attendent l'expatrié dans les contrées tropicales. Pour ma part, j'ai, dans mes écrits d'hygiène, insisté, à diverses reprises, sur l'hygiène des pays chauds et contribué, dans la mesure de ma faiblesse, à répandre partout les données les plus incontestables de médecine et de prophylaxie climatologique.

Avant de se lancer à corps perdu dans la colonisation, il importe, en effet, d'étudier les climats qui ne sont pas les nôtres, d'enseigner leurs exigences, d'indiquer les mesures les plus capables de prévenir ou d'atténuer leurs dangers. En d'autres termes, le bien-être physiologique du colon, son expansion vitale, sa protection sanitaire, son éducation scientifique et pratique sont les bases solides, indispensables pour l'Européen, soucieux de se dégager de son milieu et de s'adapter à l'acclimatement colonial, aujourd'hui indispensable.

Dans une excellente communication faite à la Société de pathologie coloniale, le Dr Rançon, médecin de première classe de la marine, proteste, avec raison, contre les outranciers partisans du repos absolu du muscle dans les pays chauds. Il estime que la gymnastique modérée est inséparable d'une bonne hygiène exotique et qu'elle profite aussi bien au développement physique de l'enfant qu'au maintien de l'énergie du colon adulte et du vieillard. Dans la première enfance, on doit supprimer le maillot et laisser le petit être s'ébattre en toute liberté, en le soustrayant, toutefois, le plus possible au soleil et à la chaleur. On lui fera, dans la journée, plusieurs ablutions fraîches rapides et on le couvrira légèrement la nuit, pendant son sommeil, pour lui éviter les conséquences fâcheuses du rayonnement nocturne.

L'entraînement physique de l'adolescent sera facilité

par les frictions, le massage, les haltères, la marche (en dehors, bien entendu, des heures chaudes de la journée) ; on assouplira ainsi l'organisme et l'on excitera heureusement la nutrition viscérale engourdie. Pour l'adulte, il est indispensable de se lever de bonne heure, de pratiquer, au lever du soleil, une ablution fraîche rapide et de prendre un léger repas, accompagné d'eau rougie bien fraîche, afin de compenser les pertes causées, pendant la nuit, par les sueurs. Le premier déjeûner est absolument nécessaire pour qui veut résister aux fièvres : les miasmes du matin semblent surtout dangereux lorsque l'estomac est à l'état de vacuité.

Une courte sieste est indiquée dans la journée, à l'heure où tout effort devient pénible ; la sieste détend les muscles, répare le système nerveux et facilite, comme le dit Treille, « la décharge circulatoire du sang, engorgé par les liquides absorbés ». Après la sieste, on procèdera à une nouvelle ablution froide et toujours rapide ; on vaquera à ses occupations jusqu'au dîner ; on fera une petite promenade à la fraîcheur et l'on ne se couchera pas après dix heures, au plus tard. Rien ne nuit à la santé, dans les pays chauds, comme les veilles prolongées.

Pour combattre les *bourbouilles*, ces cruelles éruptions causées par les sueurs, les bains froids très courts rendent de grands services ; mais il faut s'en méfier dans les pays palustres, surtout lorsqu'on y réside depuis quelque temps déjà. En effet, comme l'explique M. Rançon, l'organisme fortement saturé de poisons miasmatiques voit son équilibre troublé par une brusque réfrigération. Le réveil du poison tellurique se manifeste alors par des accès caractérisques. Il faut se méfier aussi des bains froids en temps d'orage et ne point s'exposer, par ignorance ou par plaisir, à ces ondées diluviennes qui caractérisent, sous les tropiques, la saison des pluies.

Tout exercice violent doit être banni. Mais il faut s'adonner à une marche lente, de 5 à 6 heures du matin et de 8 à 9 heures du soir ; user, sans en abuser, de la chasse ; faire de petits voyages à cheval : en un mot, éviter le désœuvrement du corps, qui favorise au plus haut point l'étiolement et l'anémie des pays chauds. Il est certain que les exercices d'assouplissement forcé contribuent pour une large part au maintien intégral de la santé chez nos soldats des colonies. L'activité est mère de l'énergie, et le système musculaire n'est, après tout, comme le dit excellemment le docteur Rançon, que le régénérateur et le régulateur de l'organisme dans son ensemble. Il était bon de le rappeler (comme l'a fait notre savant confrère à la Société d'hygiène coloniale), afin de confondre, une fois pour toutes, les esprits paradoxaux qui, sous le fallacieux prétexte d'économiser les forces, grèvent lourdement l'organisme en lui enseignant l'immobilité sous les tropiques. La dépense musculaire est génératrice de vigueur. Il est urgent de méditer cet axiome de physiologie : déperdition musculaire égale enrichissement vital. C'est la pierre philosophale de l'économie vivante...

M. Guillaume Capus, l'explorateur bien connu, insiste sur la nécessité, pour le colon et pour le voyageur, de pouvoir faire de la médecine sans médecin. Non seulement il faut, suivant lui, connaître les principes de l'hygiène, fortifier méthodiquement l'organisme par un régime rationnel, pouvoir engager la lutte contre les infiniment petits qui nous enserrent de toutes parts ; il faut aussi, jusqu'à un certain point, fournir personnellement une action offensive contre la maladie : connaître la valeur et le mode d'administration des antiseptiques, des fébrifuges, des anti-diarrhéiques. M. Capus a raison de protester, en passant, contre la manière absurde dont sont comprises, en général, les pharmacies portatives. Un modèle simple, commode, condensé, solide, pratique et surtout *complet*, reste encore à créer. Il y aurait, pour un industriel intelligent, un utile progrès à réaliser sur ce point, en même temps qu'une excellente affaire pécuniaire.

Le *colonial* doit également avoir acquis les notions élémentaires les plus importantes de la petite chirurgie et des premiers soins à donner aux blessés. Ce ne sont ni les manuels ni les cours qui manquent, aujourd'hui, au voyageur soucieux d'acquérir ces notions : Dames françaises, Femmes de France, Secouristes, Ambulanciers, Sauveteurs, Sociétés polytechnique et d'hygiène, enseignements du Muséum et de l'Ecole coloniale s'ingénient, à qui mieux mieux, à former ces *demi-médecins*, indispensables non-seulement pour le *self-help* dans les régions déshéritées, mais encore fort utiles pour créer chez l'indigène, soulagé ou guéri, certains courants de gratitude et d'estime, de respect ou de crainte, extrèmement favorables à la colonisation.

Après ces généralités, je vais résumer maintenant les règles d'hygiène applicables dans la plupart de nos établissements coloniaux.

Le grand avantage hygiénique du Tonkin sur beaucoup d'autres pays de la zone intertropicale est d'avoir un hiver de plusieurs mois, permettant au colon de retrouver ses forces perdues et de guérir son anémie, gagnée durant les fortes chaleurs (32° à 40° centigrades) de la saison d'été. En Annam et en Cochinchine, au contraire, la température varie peu, pendant les divers mois de l'année. A Saïgon, par exemple, c'est à peine si, pendant deux ou trois semaines (du 15 décembre au 5 janvier), le thermomètre descend, *dans la matinée*, au-dessous de 20 degrés. Cette chaleur constante explique le profond affaiblissement des Européens en ces régions et les insurmontables difficultés de l'acclimatement.

Dans ces pays (il importe de le comprendre), notre

rôle est, non de travailler, mais de faire travailler les indigènes. Toute fatigue morale ou physique exagérée est pour nous dangereuse. Il est en effet indispensable, si nous voulons résister, de conserver autant que possible l'intégrité de nos forces organiques. On y arrive en dormant bien et en activant l'appétit. Quand à l'énergie morale, elle se soutient surtout par les distractions, le bien-être et le confortable, indispensables dans toute colonisation. L'abstinence des boissons alcooliques, l'usage fréquent, sinon quotidien, des douches et des bains froids, la résistance à la soif entre les repas, sont des préceptes hygiéniques fondamentaux, sous les tropiques. Comme boissons, les infusions légères de café et de thé sont les meilleures : on les prendra fraîches ou même froides, si l'estomac est torpide et affaibli.

Le soleil est le plus grand ennemi de l'Européen dans l'Indo-Chine. Pour éviter l'insolation, toujours grave et souvent mortelle, il ne faut pas sortir entre 10 h. 1/2 et 3 heures du jour, si l'on n'a la tête couverte d'un casque indien couvrant la nuque, et si l'on n'est porteur d'une large ombrelle. Il faut éviter avec soin de se découvrir la tête, même pour s'essuyer le front. L'intérieur des habitations doit être également préservé, avec le plus grand soin, contre l'ardeur dangereuse des rayons solaires, dont l'action est essentiellement traîtresse.

Il faut éloigner les habitations européennes de toute agglomération et de tout foyer marécageux. Jamais les chambres à coucher ne seront établies sur le sol, mais toujours *sur un sous-sol* exhaussé de 1 m. 50, avec des ouvertures permettant à l'air de circuler sous le plancher. Les chambres seront très grandes, entourées de vérandahs garnies de stores : toutes les fenêtres seront soigneusement munies de persiennes. La rareté actuelle des bonnes habitations, au Tonkin, est une des causes les plus certaines de la mortalité exagérée qui règne encore dans ce pays sur les Européens.

M. Coste, qui est un ingénieur des plus distingués, préconise, par expérience, des habitations avec ossatures et charpentes en fer, dont les murs, en briques creuses, sont intérieurement doublés d'une cloison isolante en liège. Il est certain que les logements dont il fournit le type présentent, au point de vue de l'hygiène, les plus sérieux avantages : ne nous attendons point, par conséquent, à les voir adoptés de sitôt !

Le vêtement est, dans l'hygiène coloniale, un point important. Il doit être large et flottant, composé d'une veste indienne avec pantalon de coton pendant le jour, de laine pendant la nuit. Le gilet et la ceinture de flanelle sont indispensables, pour préserver le ventre et la poitrine contre les refroidissements. Rappelons-nous toujours le mot de Ferdinand de Lesseps : « Ce qu'il y a le plus à craindre dans les pays chauds, c'est le froid ! » L'Européen doit dormir vètu d'un large pantalon et d'une vareuse en soie légère, sur un lit de nattes, dur et sans draps, élevé de 80 centimètres au moins, et enveloppé d'une vaste moustiquaire. Il évitera ainsi la transpiration, cause de faiblesse ; les refroidissements et les piqûres nuisibles des insectes, piqûres qui dégénèrent souvent en ulcérations graves, désignées en Indo-Chine sous le nom de *plaies annamites*.

Comme nourriture, peu de viande de boucherie ; de la volaille, du poisson, du riz, et surtout des légumes frais et des fruits bien mûrs ; un peu de vin et de bière de bonne qualité ; du lait frais, si cela est possible, ou du lait condensé, principalement pour les sujets prédisposés à la diarrhée et aux embarras gastriques... A défaut d'eaux minérales transportées, les eaux du pays ne devront jamais être bues autrement que bouillies. Même pour la toilette, la filtration est insuffisante à débarrasser de leurs matières organiques et de leurs germes morbides la plupart des eaux des régions intertropicales : c'est un fait qu'il est bon de ne jamais oublier.

A la moindre indisposition, l'Européen devra requérir les secours de la science : c'est surtout au début des maladies que le médecin peut appliquer, avec succès, un traitement curatif et indiquer des précautions préventives pour l'avenir. La dysenterie, la fièvre intermittente, l'insolation, le choléra, etc., sont (tous nos lecteurs le savent) des affections à marche essentiellement rapide. Aussi, le colon éloigné des secours médicaux devra toujours avoir avec lui une petite pharmacie de poche, renfermant les médicaments indispensables : sulfate de soude, ipéca. quinine, laudanum, alcool de menthe, éther, ammoniaque. acide phénique, sinapismes, lait condensé, etc., dont on lui apprendra exactement l'usage et le maniement.

C'est à l'avenir de confirmer ou d'anéantir nos espérances de colonisation à Madagascar et en Indo-Chine, pays dont les climats s'accordent assez peu, il faut bien le dire. avec nos fonctions organiques normales. Mais il est bien certain que l'adaptation de notre race aux influences de ces pays torrides ne peut avoir lieu qu'avec des individus constamment soucieux des lois de l'hygiène. Pour arriver ensuite à un véritable acclimatement, il nous faudra améliorer le sol, n'en occuper que les points salubres, et transporter surtout sur les altitudes les efforts de notre colonisation. Quant aux croisements de races, nous manquons encore des données anthropologiques suffisantes pour pouvoir affirmer leur succès possible.

« Chaque pays, disait le docteur Boudin, a ses maladies spéciales, comme il a sa flore et sa faune. » Sans être un pays très insalubre, le Tonkin ne représente pas non plus un climat enchanteur, une terre rêvée des hygiénistes. L'année s'y partage en deux saisons de six mois chacune : l'été, d'avril à fin septembre, et l'hiver, d'octobre à mars. Les pluies, en cette dernière saison, y sont très abondantes, et le sol est par elles absolument inondé. Des orages terribles (cyclones) ravagent et ruinent le territoire.

Le Tonkin est souvent visité par le choléra, qui s'y répand avec violence ; des épidémies de scarlatine, de petite vérole et de rougeole en déciment fréquemment les populations. La dysenterie et la diarrhée y règnent à l'état endémique, et ces maladies sont souvent suivies, chez les Européens surtout, de congestions et d'abcès du foie. On conçoit que, dans un pays où les rizières sont en abondance, et qui se trouve transformé, par la saison des pluies, en un vaste marais, les fièvres intermittentes ne peuvent manquer de faire des ravages. Elles affectent, en effet, au Tonkin, les formes les plus variées ; elles s'accompagnent d'un gonflement énorme de la rate, et sont suivies d'accidents parfois mortels. Elles sévissent surtout pendant la saison des pluies, et ne manquent point, hélas! d'atteindre nos malheureux soldats, obligés de voyager et de camper pendant la nuit, et exposés ainsi, *par le contact direct du sol,* à tous les dangers de l'*intoxication tellurique.* Dénomination bien juste que celle-là! Dans ces climats étranges, le sol n'est plus l'*alma tellus* des poètes : il est le plus redoutable agent de contagion...

Le fonctionnement du foie, des reins et des principaux organes se trouve modifié, au bout d'un court séjour au Tonkin. Mais c'est surtout la peau qui éprouve dans ses fonctions les plus grands changements. Elle est d'abord le siège de démangeaisons qui empêchent le sommeil ; puis, elle subit assez souvent une altération grave qu'on nomme « ulcère de Cochinchine ». Sur une statistique de 700 cas, que nous avons sous les yeux, l'ulcère de Cochinchine a causé 100 décès et 30 amputations ! Le meilleur pansement de l'ulcère de Cochinchine se fait avec de la charpie et du jus de citron, ou bien de la poudre de camphre.

Signalons enfin, comme maladies fréquentes au Tonkin : la fièvre typhoïde, que l'on trouve dans tous les points du globe habité, — les maladies mentales, que crée le climat et que développe l'alcoolisme — enfin, l'anémie pernicieuse intertropicale, la nostalgie et la maigreur, causées chez les Européens par le séjour aux tropiques, et qui, pour les armées, deviennent de redoutables fléaux.

Pour échapper aux épidémics, il faut développer une prudence très grande : établir partout, sur les côtes, des quarantaines, et à l'intérieur, des cordons sanitaires ; évacuer, autant que possible, immédiatement, les malades et les blessés. Pour ces évacuations, le mieux est d'établir, sur le fleuve Rouge, des ambulances flottantes, et des *sanatoria* sur les montagnes, que leur situation élevée met à l'abri des causes miasmatiques sévissant surtout dans le bas-Tonkin ; de cette façon, l'encombrement, qui tue les armées en campagne plus que le fer et le feu, l'encombrement est évité, ou du moins très atténué.

Pour maintenir la santé des troupes, il importe de prohiber sévèrement l'alcoolisme ; de faire des distributions de petites doses de sulfate de quinine ou d'arséniate de soude, médicaments préventifs de la fièvre et augmentant la résistance vitale. Il est bon aussi que notre garnison coloniale soit abondamment pourvue d'*eaux minérales*, choisies dans le groupe des alcalines-gazeuses, parce que ce groupe se conserve le mieux et supporte sans altération les voyages et les changements de climat. L'action des eaux du pays sur la production de la dysenterie est incontestable, surtout sur des organismes débilités et non acclimatés. De plus, le foie a besoin de la médication alcaline pour rester dans son intégrité. Rappelons que c'est grâce à des précautions de ce genre (fourgons d'eaux minérales naturelles), que l'expédition du prince de Galles dans l'Inde a maintenu tous ses membres dans la plus parfaite santé, et cela dans une contrée dix fois plus insalubre.

Dès que l'on débarque au Tonkin, on est pris d'une diarrhée bilieuse, qui cède généralement aux purgatifs salins, au lait et au régime. Mais cette diarrhée, mal soignée, passe fréquemment à l'état chronique ; alors, se produisent des coliques vives, avec altération rapide et persistante des selles. La mortalité, par diarrhée et dysenterie, en ces pays, est environ de 25 p. 100. Le traitement consiste surtout dans le régime : on donne du lait, des œufs, de la semoule et de la farine de maïs au lait; on supprime le pain et le biscuit, et l'on ne laisse manger qu'en très petite quantité le bouillon et la viande. L'ipéca, le bismuth et les eaux alcalines font la base de la médication pharmaceutique.

Nos colons au Tonkin doivent être tous munis, comme en Algérie, d'une *ceinture de flanelle*, qui seule, dans ces climats changeants, peut protéger utilement le ventre contre les refroidissements subits. Ils porteront (également comme en Algérie) des *bottes en cuir*, pour préserver leurs jambes contre les morsures des serpents et des scorpions ; enfin, les *filtres portatifs*, capables de filtrer toutes les eaux dont ils feront usage (même pour les ablutions) constituent une précaution indispensable.

On évitera les fièvres intermittentes en faisant camper, la nuit, les troupes dans les altitudes, et surtout *en imposant les séjours en mer jusqu'à ce que le débarquement soit rendu absolument nécessaire.* La nuit, si l'on est obligé de camper, on allumera d'immenses feux pour purifier l'air de ses miasmes, et chasser au loin les brouillards toxiques. Rappelons encore, comme moyens préventifs, les distributions de quinquina et d'arsenic. La prévention de l'insolation consistera à espacer les hommes pendant les marches ; à aérer les tentes ou à leur préférer le bivouac ; à redoubler les lavages et les frictions sur la peau ; enfin à éviter les vêtements trop serrés...

# XXXII

# AUX ANTILLES ET A PANAMA

—

Sous l'influence du climat de ces régions, la transpiration devient abondante, la coloration de la peau s'accentue, la respiration diminue notablement d'intensité, pendant que la circulation s'accélère au contraire. Songez qu'il s'agit de contrées ayant pour température moyenne 25°2 pendant la saison sèche, et 26°5 pendant la saison humide. Aussi, la digestion, chez le nouvel arrivant, se trouble profondément ; toute autre nourriture qu'une nourriture presque végétale se digère malaisément ; le foie se congestionne et s'engorge ; l'urination devient rare et difficile. La peau, sans cesse congestionnée, absorbe plus facilement les miasmes délétères, les poisons végétaux, les venins et aussi les médicaments (par un juste retour des choses d'ici-bas). Le système nerveux se déprime ; le Français devient mou, apathique, endormi : tout travail physique ou intellectuel a pour effet d'augmenter la circulation et de développer la chaleur animale. La tendance au sommeil et à la sieste, l'exaltation des fonctions génitales sont aussi des conséquences fréquentes du séjour des régions centrales américaines, comme de tous les climats inter-tropicaux, d'ailleurs, en général.

La saison d'été est la plus saine. Cependant, il faut bien prendre garde aux contrastes des journées sèches et torrides avec les nuits froides et humides : bien des maladies en résultent. La saison humide ou d'hiver est très chaude et des plus pénibles pour nos organismes. C'est pendant cette saison que sévissent surtout les fièvres graves, causées par le miasme palustre. Dans cette saison également, les orages amènent des manifestations morbides nerveuses et rhumatismales, et les maladies régnantes se compliquent volontiers, alors, de ces éléments, si embarrassants pour le praticien. A propos de la fièvre jaune, qui a parfois régné épidémiquement à Panama, le docteur Girerd insiste sur la transmission de la maladie par les piqûres des moustiques. Il pense même, avec le docteur Finlay (de la Havane), que l'on peut, par ce procédé, et en prenant certaines précautions, transmettre des fièvres bénignes, préventives des formes graves. Un vaccin dont le moustique serait la lancette !...

Les maladies de foie et la dysenterie s'éveillent, sous l'influence des moindres transgressions de l'hygiène de la peau et du tube digestif. Boire de l'eau bouillie, fuir l'alcool et l'alimentation azotée en excès, éviter l'impression du froid humide sur le ventre : voilà, en quelques mots, ce qu'il faut faire, pour ne pas redouter la diarrhée des pays chauds. Enfin, la fréquence des ulcères dans ces climats est très grande. Ce sont des plaies insignifiantes, qui, au lieu de se cicatriser, s'élargissent chaque jour au détriment des tissus : cette ulcération facile tient le plus souvent à l'état général des malades. Les *bourbouilles* (*lichen tropicus*, eczéma sudoral) et les *furoncles* sont également fréquents et dérivent de l'activité extrême de la peau. Girerd décrit aussi *la garate, malo de los pintos*, curieuse et bénigne affection parasitaire de la peau des pieds et des mains, qui se décolore et devient très blanche, contrastant avec la couleur brune ou noire des autres tissus.

Parmi les animaux incommodes ou dangereux, citons : la *chique*, la *mouche hominivore*, l'*œstre cutérèbre*, les *garapates*, les *ténias, ascarides, hydatides, ankylostomes*, les *grosses araignées*, les *mygales*, les *scorpions, scolopendres, fourmis*, les *chauves-souris vampires*, les *serpents trigonocéphales*, les *caïmans*, le *cancrelat*, les *moustiques*, etc. Parmi les végétaux nuisibles, le *mancenillier*, le *sablier*, les *aroïdées, calebassiers, morelles, lobélies, rhusatra*, ainsi qu'un très grand nombre de *lianes*.

Résumons maintenant, très rapidement, l'hygiène

de l'Européen. Débarquer en janvier, début de la saison sèche ; éviter la fatigue ; se garantir contre le
soleil, la pluie, le brouillard ; fuir comme peste l'ivro-
gnerie et le plaisir sexuel ; ne pas sortir la nuit ou
de trop grand matin. — Porter un chapeau de paille
large ou un casque léger d'aloès, un parasol, des sou-
liers en toile forte et blanche. et des bottes, pendant
la saison des pluies ; un gilet, un caleçon, une chemise de coton, une large ceinture de flanelle, sur le
ventre '; des vêtements en drap léger, pendant la
saison sèche, et en laine, pendant la saison humide.
Adopter un lit en fer, avec matelas et traversin de
varech, draps de coton, et un moustiquaire enve-
loppant largement le lit. Pour l'habitation, on a
construit une série de maisonnettes très confor-
tables, abritées des vents malsains et des effluves
maremmatiques par des bouquets d'arbres ou des cons-
tructions élevées. Comme aliments, du bœuf, de la
volaille en quantité modérée, des aliments herbacés
et fruits en abondance, des condiments en petite
quantité ; comme boisson, de l'eau bouillie ou mieux
des *eaux minérales* françaises, du Bordeaux. Eviter
les liqueurs, les boissons trop froides ou acidulées, et
les prétendus apéritifs. Le thé et le café sont, en
général, les véritables boissons des pays chauds, ils
préservent des fièvres, comme des succédanés du quinquina. Le *maté* est peut-être moins énervant et sûrement moins coûteux que le café. Les bains et les

ablutions fraîches ou tièdes sont absolument indispensables, dans l'hygiène des pays chauds. Le hamac et la sieste sont plus dangereux, nous l'avons vu, que l'exercice, et, comme l'a fort bien dit le docteur Nielly, « le dictateur, qui décréterait l'auto-da-fé de tous les hamacs, rendrait au pays panaménien le plus grand des services. Le hamac, c'est l'ennemi : il tue l'énergie physique et morale ».

Il faut ne jamais sortir au soleil, tête nue, même pour traverser une cour. Le soleil est le plus grand ennemi de la race blanche. Ses rayons sont dangereux surtout de mars à octobre, pour les colonies sises au nord de l'équateur, et d'octobre à mars pour celles qui sont situées au sud.

Les hommes éviteront de s'arrêter dans les lieux bas et marécageux, la nuit et le matin, et s'éloigneront avec soin des embouchures des rivières, où se fait le mélange infectieux de l'eau douce avec l'eau de mer.

Dans les pays palustres, le brouillard du soir (nos lecteurs le savent) est éminemment toxique : les miasmes pernicieux, élaborés dans le mystérieux laboratoire de la terre, se condensent en des buées épaisses, auxquelles certains indigènes donnent, paraît-il, le nom saisissant de *drap mortuaire*. Appellation fort exacte : les marais sont les grands pourvoyeurs de la mort, et ce n'est pas sans raison qu'un hygiéniste contemporain a écrit cette phrase : « Les deux grands maux de l'humanité sont la misère et les marais. »

Aux colonies, il importe de ne jamais boire d'eau non filtrée. Les hommes devront changer fréquemment de linge de corps ; ils feront régner dans leurs lits, moustiquaires, latrines, cuisines, écuries, etc., la propreté la plus scrupuleuse. Ils prendront le plus souvent possible de grands bains, et feront journellement des lotions à grande eau, à l'aide d'une éponge, sur toutes les parties de leur corps. Lorsqu'ils se baigneront, ils abriteront, avec soin, leur tête contre l'action solaire, par le moyen d'un mouchoir blanc ; ils éviteront enfin de se baigner dans les mares ou cours d'eau fangeux.

Pour éviter les refroidissements, l'usage constant de la flanelle, que l'on changera toutes les fois qu'elle sera mouillée par la sueur et par la pluie ; le port du pantalon de drap, le matin, jusqu'à dix heures, le soir à partir du dîner, et toute la journée quand il pleut — sont des prescriptions très rationnelles, de nature à diminuer notablement le nombre des bronchites, des rhumatismes aigus, diarrhées, et, en général, de toutes les affections qui peuvent dériver du refroidissement. Quand on habite un quartier marécageux, il faudra, dès le coucher du soleil, fermer hermétiquement les pièces du logement, pour ne les rouvrir qu'après le lever du soleil. C'est la seule manière d'entraver l'inévitable influence des miasmes palustres.

Dans les colonies, la tempérance est, bien plus encore que dans nos climats, la médecine la plus sûre et l'agent de prévention le plus efficace contre les maladies. Le colonel Arnould prohibe absolument l'usage du vermouth, « gastralgie en bouteille », de l'amer dit *piston*, et du tafia, liqueur à bon marché dont on fait grand abus à la Guadeloupe. L'alccol irrite le tube digestif et dispose aux inflammations du foie. Il faut, d'ailleurs, dans tous les pays chauds, s'habituer à ne boire qu'en mangeant, et éviter les boissons dites rafraîchissantes, surtout quand le corps est en sueur. Les distributions régulières de vin de quinquina au Bordeaux additionné d'écorces d'oranges amères et de fleurs de camomille, ont la plus salutaire action sur la santé des Européens aux colonies.

Pour prévenir la fièvre jaune, endémique aux Antilles et sur les côtes du golfe du Mexique, on ne fait occuper les postes du littoral que par des hommes bien acclimatés ; les autres sont placés sur les hauteurs ou dans des camps éloignés de la zone dangereuse ; on supprime tout ce qu'il y a d'inutile et de fatigant dans le service ; on évacue immédiatement et l'on désinfecte avec soin les casernes où a éclaté un cas de fièvre jaune, etc.

Pour assurer, du reste, aux Antilles, la bonne alimentation et pour la varier agréablement, il impor-

terait de créer partout des jardins, où l'on récol-
tera aisément les légumes et les fruits de l'Europe.

Le premier repas des hommes doit avoir lieu le
matin de bonne heure, et être suivi d'une tasse de
café et d'un verre de quinquina : quand l'estomac est
garni, la résistance de l'organisme aux miasmes telluriques est incontestablement plus marquée.

Quant au vin de quinquina, il est toujours irritant pour un estomac vide, et nous saisissons ici
l'occasion de conseiller à nos lecteurs de prendre toujours ce médicament après le repas ; pris auparavant,
il cause de la gastralgie et coupe presque toujours
l'appétit.

En matière d'hygiène coloniale, il faut rendre les
chefs responsables de la santé de leurs hommes, et ne
pas hésiter à les punir, lorsque, par suite de la
transgression du règlement, ceux-ci viennent à être
malades. La santé n'est-elle pas le premier devoir
d'un Français aux colonies ? S'il est malade par
sa faute, il est coupable envers son pays. Toutefois, les commandants ont le devoir étroit de réclamer énergiquement le déplacement des hommes installés dans des milieux insalubres, ainsi que de
rapatrier ceux dont la santé, sérieusement compromise
par la fièvre et la dysenterie, ne peuvent se rétablir
sans un congé de convalescence passé au sein de la
mère-patrie.

Si nous nous occupions un peu moins de politique

et un peu plus de ces grandes questions sanitaires, si profondément pratiques, ne pensez-vous pas, lecteurs, que le Français dépouillerait bientôt sa réputation (peu usurpée) de *mauvais colonisateur* ?

***

Que faut-il penser maintenant des grands travaux agricoles effectués sous les tropiques?

« Les hommes n'ont rien fondé de grand sur leur planète, sans mêler quelques ossements aux matériaux des fondations; mais quand la postérité pèsera, dans sa balance, les gloires pacifiques de ce temps et ses gloires militaires, à qui reprochera-t-on les vies humaines si souvent sacrifiées follement? » La postérité répondra à cette demande du Dr Nicolas, en admirant ce qu'il a fait et surtout ce qu'il a essayé de faire, pour lutter contre l'insalubrité tropicale et organiser, aussi complètement que possible, le service sanitaire dans les travaux du canal de Panama.

Le grand danger qui menace le travailleur en ces régions réside, comme chacun sait, dans les fièvres paludéennes, épidémiques, entretenues par les marécages de l'isthme et développées par le brouillard, véritable *marais aérien,* qui fait, pour ainsi dire, la hausse et la baisse de la santé. A côté de ces conditions primordiales, prennent place des causes accessoires d'insalubrité. Colon par exemple, ville de 10,000 âmes, et Panama, qui compte 25,000 habitants, sont d'une malpropreté sordide : aussi, six à sept inhumations par jour ont lieu dans chacune de ces deux villes...

Chose curieuse, la fréquence et la gravité des fièvres ne sont pas en rapport direct avec les terrassements ; pour la malaria, comme pour la fièvre jaune, le marécage et le brouillard sont les seules conditions qui semblent jouer un rôle réel dans la genèse morbide.

Nicolas se montre, et avec raison, peu partisan des inoculations préventives ; en revanche, il semble conseiller les injections sous-cutanées antiseptiques. Mais la palme curative reste et restera toujours à la quinine, dont l'administration, à doses réfractées, forme également la base du meilleur traitement préventif. Les préparations de quinquina constituent, d'ailleurs, le remède tonique par excellence, contre la faiblesse et l'énervement causés par le climat des tropiques. Il faut également recourir, dans le cas de fièvre, aux frictions alcooliques et excitantes, qui sont d'un très grand secours et trop communément négligées.

Les Européens seraient les meilleurs terrassiers du monde, si le nègre ne résistait mieux aux formes graves de la fièvre. Il n'y a point, du reste, d'acclimatement possible pour les miasmes palustres, il n'y a que des résistances : plus on vit avec lesdits miasmes, plus on a de chances de succomber, un jour ou l'autre, à leurs atteintes Le climat tropical (tous les observateurs l'ont remarqué) diminue, du reste, singulièrement, l'énergie physique et morale ; des sueurs excessives, qui stagnent sur la peau, grâce à une chaleur humide persistante ; un état permanent d'insomnie, joint à la dépression du système nerveux, etc., ont placé bientôt le sujet dans des conditions d'anémie profonde et redoutable, et ouvert, pour ainsi dire, toutes grandes, les portes de l'organisme aux effluves empoisonnés de la fièvre malarique et du *vomito*.

Plus que partout ailleurs, les excès en tout genre sont nuisibles, dans les pays tropicaux ; et plus d'un travailleur de Panama a payé de sa vie quelques heures de débauche.

On devra recourir à une alimentation substantielle, mais de facile digestion, et dont la quantité sera singulièrement réduite pour l'homme sédentaire : féculents, sucre, peu de graisse, viandes maigres rôties, peu d'épices, liqueurs alcooliques à faibles doses et seulement après le repas. Il faut résister, le plus possible, à la soif entre les repas ; boire de l'eau vineuse sucrée et du café froid.

L'entreprise du canal (à laquelle se trouvait attaché M. le docteur Nicolas) a dû évidemment se préoccuper d'assainir les eaux d'alimentation suspectes de recéler la contagion. On a pu ainsi étudier la provenance, la nature et la salubrité relatives des eaux potables, distribuées ou utilisées dans les divers campements. Toutes les eaux de l'isthme ayant été reconnues contaminées, ou au moins douteuses, il n'était point facile de résoudre ce problème capital d'hygiène coloniale. Parmi les divers systèmes préconisés dans le but d'épuration des eaux, nous voyons, toutefois, avec intérêt, figurer le filtre Maignen, qui a déjà rendu de signalés services dans les pays chauds et notamment au Soudan, à l'armée du général Wolseley.

L'hygiène de l'ouvrier terrassier dans les chantiers de Panama a été résumée ainsi par le regretté Durand-Claye : baraquements en bois aérés et chauffés; vêtements de flanelle, déposés dans la pièce à feu; aliments chauds, pris dans la cuisine, auprès du feu; ne pas sortir à jeun, ni après le coucher du soleil; planter, aussitôt que possible, en cultures intensives les terres fraîchement remuées.

L'assainissement des campements marécageux s'opère par le dessèchement, l'irrigation régulière, le drainage et la culture du sol. C'est ainsi que la Hollande, l'Algérie, la Corse, la Sologne, l'Agro-Romano et bien d'autres nids maremmatiques ont pu être, hydrauliquement, modifiés dans le sens le plus favorable.

------

# XXXIII

# DANS L'INDE

———

Aujourd'hui où tout le monde se préoccupe plus ou moins de notre expansion coloniale, M. Jules Harmand, ministre plénipotentiaire (qui fut naguère l'un de nos plus distingués confrères de la marine), a jugé, avec raison. le moment favorable pour publier une excellente traduction du livre de sir John Strachey sur l'*Inde*, livre dont le succès en Angleterre a été si considérable et si mérité. M. Harmand a fait précéder sa traduction d'une magistrale préface, véritable profession de foi, empreinte d'un rare génie politique, où il préconise, pour notre Indo-Chine, une méthode d'imitation, prudente et raisonnée, de l'administration britannique, et de ce régime d'autonomie administrative et financière, aussi glorieux que productif, si avantageusement observé par les Anglais dans leurs immenses possessions de l'Inde.

Malgré son optimisme apparent, le livre de sir John Strachey (dont la lecture est attachante comme celle d'un roman), respire, dans toutes ses pages, l'honnêteté et la sincérité. Nous voudrions que tous les bons Français pussent le parcourir, et, tout en admirant les résultats grandioses obtenus par les Anglais dans l'Inde, y puiser, comme le désire M. Harmand, ce qu'il y a de meilleur et de plus applicable à notre système politique et au milieu asiatique, où nous avons la prétention de fonder un empire durable.

Laissant à de plus autorisés la question coloniale dans ses parties politico-économiques, je me bornerai, dans ces propos, à quelques réflexions, du ressort de l'hygiène, que peut suggérer la lecture de cette bien intéressante publication, ajoutée par la Société d'éditions scientifiques à son fonds, déjà important, de livres à succès.

Sur la vie privée des indigènes, sir John Strachey nous fournit les plus curieux renseignements. Nous le voyons, d'abord, avec plaisir, rectifier une opinion, très répandue, concernant l'alimentation des Hindous. On dit et l'on répète communément que le riz en forme la base. Cela n'est pas exact, ce sont les pois et le millet. J'avoue, pour ma part, que j'ai toujours été fort incrédule, lorsque Geoffroy Saint-Hilaire et d'autres voyageurs viennent nous affirmer que le riz est l'aliment exclusif de ces régions. Le riz est beaucoup trop pauvre en substances azotées et grasses, pour pouvoir accomplir ce rôle, tandis que les pois et le millet, c'est tout autre chose !

Certaines régions de l'Inde ont conservé les mœurs, souvent étrangement sauvages et odieuses, des temps primitifs. L'histoire de ces associations d'assassins, les Thugs et les Dacoïts, est universellement connue. Les Radjpouts tuent toutes les filles qui viennent au monde et, loin d'attacher un sens cruel à ces pratiqnes, ils croient, au contraire, obéir ainsi à la sainte loi de Manou. L'Angleterre a combattu avec succès ces tribus criminelles et réprimé, non toujours sans peine, leurs mœurs sanglantes. On sait aussi qu'aujourd'hui les veuves sont heureusement préservées de la crémation obligatoire qui, il y a peu de temps encore, les attendait vivantes, après la mort de leur époux.

Mais ce qu'il y a de plus admirable, dans l'œuvre civilisatrice de nos voisins d'outre-Manche, ce sont les progrès de la « *sanitation* ». Les ingénieurs anglais ont élevé, partout, des cités salubres, inondées d'air et de lumière, pourvues d'eaux potables et de réseaux d'égouts. Les marais ont été desséchés, le méphitisme est éloigné ou combattu de tous côtés ; une culture intensive purifie le sol, jadis si fébrigène. Graduellement, l'initiative britannique a contraint les indigènes à introduire, dans leurs petits villages, ces deux parangons de tout progrès hygiénique : l'air pur et l'eau pure. Le Royaume-Uni a dépensé plus d'un milliard à l'accomplissement d'immenses travaux publics d'irrigation et de chemins de communication. Ces travaux (ainsi que la fameuse caisse de prévoyance établie par lord Lytton et dont le revenu annuel est de 1,500,000 livres sterling) éloigneront, sans doute, les terribles famines qui sévissaient, naguère, dans l'Inde, à la manière d'un fléau épidémique plus grave que le choléra lui-même

Sur ce dernier, malgré leurs immenses efforts sanitaires, les Anglais ont eu, à la vérité, peu de prise : on ne modifie pas facilement les conditions géologiques d'un continent! En revanche, ils ont réussi, par l'extension des pratiques vaccinales, à faire reculer sensiblement la petite vérole. Il y a trente ans, cette fièvre éruptive décimait les districts himalayens : elle y est aujourd'hui presque inconnue.

Il faut bien dire que, parmi les établissements les plus remarqués, implantés dans l'Inde par le conquérant anglais, figurent, en première ligne, les collèges de médecine. A l'heure qu'il est, 1,500 hôpitaux ou dispensaires, traitant, annuellement, onze millions de malades, sont confiés à des praticiens indigènes, sortis des collèges anglais. Il paraît même que les Indiens montrent, pour la chirurgie, d'incroyables dispositions, et qu'ils s'acquittent des opérations les plus délicates avec une sûreté de main que ne désavoueraient pas les chirurgiens les plus experts de notre vieille Europe.

Jetons aussi un coup d'œil sur le service de

santé de l'armée. Avant 1856, on comptait soixante décès pour mille soldats des Indes, soit une mortalité six fois supérieure à celle des hommes du même âge en Angleterre. Aujourd'hui, cette mortalité s'est abaissée à moins de quinze pour mille. Mais il faut dire que les casernements anglais représentent l'idéal de la salubrité et que leurs cantonnements de l'Himalaya, véritables *sanatoria* de montagnes, abritent actuellement le cinquième des effectifs totaux.

Dans l'Inde anglaise, d'ailleurs, chaque province possède sa *station d'été officielle*. S'il en était de même au Tonkin et en Cochinchine, on ne verrait pas, comme le dit tristement M. Harmand, nos malheureux compatriotes, obligés de liquider, en hâte, leurs affaires, pour rentrer vivants en Europe, ou bien mourir misérablement, à la veille de toucher le prix de leur constance et de leurs sacrifices !

Imitons donc les Anglais. Multiplions dans notre Indo-Chine française ces « *hill stations* », grâce auxquelles on peut, dans les contrées les plus insalubres, faire des séjours prolongés, en résistant victorieusement aux fièvres infectieuses, à l'anémie tropicale, à la dysenterie et aux abcès du foie. Point n'est besoin des altitudes himalayennes de 4 à 5,000 mètres : 1,500 mètres suffisent pour assurer un bon *sanatorium*, où nos fonctionnaires et nos colons conserveraient, comme les Anglais de l'Inde, toute leur vigueur musculaire, leur énergie physique et *jusqu'aux cou-*

*leurs de la santé*. C'est à la faveur de ces bienfaisantes stations d'altitude, nous dit M. Harmand, que l'Inde n'exige point, comme la Cochinchine, un *double jeu* de fonctionnaires, dont la moitié toujours en Europe ou en route ! C'est ainsi, et seulement ainsi, qu'on peut coloniser une possession, c'est-à-dire faire profiter, d'une expérience consommée et continue, nos établissements d'extrême-Orient, tout en épargnant à la mère-patrie les plus onéreux sacrifices d'argent et d'hommes.

*

Ne nous lassons pas d'admirer les efforts réalisés par les Anglais pour la salubrité de leur péninsule indoustane, si insalubre naturellement.

Le Bengale est une grande plaine plate, traversée par le Gange et par une foule d'autres cours d'eau. On y rencontre une multitude d'étangs, et l'on peut même dire, sans exagération, que le Delta du Gange n'est qu'un vaste marais. La température du climat est excessive, et monte souvent, en juin, jusqu'à 42°, la moyenne de l'année étant de 26°. L'habitant du pays, l'Indien, est un être misérable, affreusement logé, sans vêtement, et sans autre nourriture que des végétaux, qu'il mange à peine cuits, parce qu'il peut difficilement se procurer même le combustible nécessaire. Quant au Gange, on sait qu'il est, pour l'Indien, un fleuve sacré, où il se baigne par religion, et où il confie, comme à une divinité régénératrice, les cadavres des hommes et des animaux.

On conçoit facilement qu'une eau semblable soit loin d'être saine. Eh bien! la plupart des Indiens boivent l'eau des étangs, qui est encore plus insalubre; car les étangs reçoivent toutes les immondices et toutes les pourritures possibles.

Cependant, l'Indien accomplit quotidiennement une somme de travail considérable, pour lequel il reçoit le salaire le plus dérisoire. Comment donc, avec toutes les conditions que nous énumérons, le grand fléau asiatique pourrait-il ne plus causer ses ravages? Aussi, près de 10 pour 100 des habitants de l'Indoustan meurent-ils du choléra, dont la contagion, du reste, se manifeste, assez fréquemment, au Bengale, probablement parce que le mal possède, en ses régions originelles, toute la virulence miasmatique des foyers d'épidémie en général.

Les Anglais traitent le choléra, dans l'Inde (au dire de notre savant collègue le docteur Roux), principalement au moyen de l'*élixir parégorique*, excellente préparation à base d'opium, surtout lorsqu'elle est préparée selon la formule spéciale à la pharmacopée britannique. Les bains généraux sinapisés et les frictions complètent le traitement de la maladie confirmée.

Mais où l'Angleterre a fait d'intelligents et vigoureux efforts, c'est pour enrayer la marche meurtrière du fléau dans sa belle péninsule. Calcutta, autrefois le nid de toutes les fièvres, la ville de mort, est devenue aujourd'hui une cité belle et salubre, où l'air et la lumière pénètrent à flots, grâce aux travaux soutenus et compétents des ingénieurs. Une eau potable, filtrée et excellente, est fournie en abondance, par de puissantes machines, aux onze cent mille habitants de la capitale indienne : 7,640,000 litres par jour en moyenne ! Quel enseignement pour l'édilité parisienne ! En outre, le dessèchement des marais, l'enlèvement des immondices, loin de la ville, *par un chemin de fer spécial* (1,200 wagons pour un trimestre) ; la construction d'un réseau d'égouts avec conduites en fonte : l'éloignement des usines dangereuses et des industries méphitiques ; la culture introduite dans les campagnes environnantes et venant purifier ce sol si riche, en épuisant la puissance de sa végétation ; — tels sont les moyens par lesquels l'Angleterre a pu assainir Calcutta. La sévère réglementation des pèlerinages achève l'œuvre admirable de l'initiative britannique.

# XXXIV

# AU DAHOMEY

---

Toute la côte du golfe de Bénin ne représente, comme on sait, qu'une longue suite de lagunes, qui communiquent avec l'Océan par une série de bouches, dont les plus importantes sont celles de Grand-Popo, de Lagos et de Kotonou. Pendant le mois de novembre règne, tout le long de la côte des Esclaves, une chaleur humide insupportable aux Européens et dont les effets ont été, certainement, plus funestes à notre expédition que les balles des amazones et les obus de la maison Krupp.

En dehors des épidémies de fièvre jaune, qui, heureusement, s'éteignent par intervalles (il n'en est point question pour l'instant), c'est l'endémie palustre qui domine les maladies de cette région. Les fièvres intermittentes tierces et les accès pernicieux y font, constamment, de nombreuses victimes, n'épargnant

point les tirailleurs gabonnais ou sénégalais, ni même
les indigènes. Car il n'est guère d'acclimatement ni
d'assuétude pour le miasme palustre : plus on vit
avec lui, plus on a de chances de succomber à ses
atteintes. Bien loin de conférer l'immunité, une première atteinte de fièvre ne fait que prédisposer à des
atteintes ultérieures. La forme bilieuse hémorragique
(caractérisée surtout par des vomissements et des
pissements de sang) est fréquemment observée dans
ces climats, qui, par leurs successions interminables
de brousses et de marécages, offrent à l'empoisonnement tellurique les conditions idéales de son développement. Des eaux, stagnant constamment dans ces
terrains superficiellement sablonneux, dont le sous-
sol imperméable et l'absence de pente vers la mer
empêchent absolument l'écoulement ; un terrain, dont
l'incroyable fécondité tropicale n'est assainie par
aucune culture régulière, tandis que la chaleur humide
y excite une putréfaction végétale permanente : en
voilà plus qu'il n'en faut pour expliquer l'insalubrité
inouïe du Dahomey et rendre compte de la gravité
des fièvres dans le pays si ironiquement dénommé
*Bénin*, sans doute par antiphrase !

Pour lutter contre le miasme palustre, nos soldats
n'ont eu ni l'habitation spacieuse et saine, ni le climat relativement sec de la bonne saison ; ont-ils eu
davantage une hygiène alimentaire et vestimentaire ?
C'est assez douteux. Nous aimons à croire, toutefois,

qu'ils ont pu faire bouillir leur eau et prévenir ainsi l'une des grandes causes de l'empoisonnement paludéen.

Mais les fièvres intermittentes ne sont point les seules maladies du Dahomey. La dysenterie y fait de si grands ravages, que (au dire de Borius) un noir se considère comme perdu dès qu'il rend des selles sanglantes. Pour prévenir le mal, il emploie, à l'aide d'une calebasse en poire, des lavements · composés d'une mixture de piments et d'huile de palme. Nous avons, heureusement, de meilleurs et plus rationnels traitements. La dysenterie est surtout grave, au Dahomey, par ses récidives fréquentes et faciles, ainsi que par les complications d'hépatites et d'abcès du foie, qu'elle sollicite volontiers chez les Européens.

Les affections de la peau, eczémas, herpès, ulcères, etc., sont très communes au Dahomey. Cette fréquence est due, en grande partie, au climat, et se retrouve à peu près dans toutes les régions intertropicales. Il en est de même de l'insolation, contre laquelle les Européens ne sauraient trop se prémunir. Les blessures et les opérations chirurgicales se compliquent assez souvent de tétanos. Il existe, enfin, deux maladies spéciales à la côte des Esclaves : le *ver de Guinée* et la *maladie du sommeil.*

Le ver de Guinée n'est autre que le *dragonneau,* ou filaire de Médine, parasite intertropical, que l'on trouve aussi en Arabie, en Egypte, au Sénégal et

dans les Indes. Elle est si commune, la filaire, sur la
Côte des Esclaves, que Basile Féris déclare avoir vu
plus de la moitié de la population en être attaquée.
Les Européens qui en sont atteints ne s'en aperçoivent,
parfois, que plusieurs mois après. Fréquente dans les
brousses après les inondations, la filaire pénètre avec
l'eau de boisson et directement aussi, peut-être, sous
l'épiderme des nègres, à cause de leur habillement
très primitif. C'est un ver de quelques millimètres de
long et d'un diamètre plus fin dix fois que le che-
veu le plus fin : il entre, pour cette raison, aisément
dans les glandules de la peau, où il se développe
jusqu'à atteindre plus d'un mètre de long, replié sur
lui-même, recroquevillé, au point d'en imposer pour
une tumeur variqueuse. Galien ne l'a-t-il point décrite,
du reste, cette tumeur, sous le nom de *vena*?

Pour extraire la filaire, on emploie le procédé de
Clot-bey : on l'attache, avec un fil de soie, à un
petit cylindre de sparadrap roulé, et on enroule ainsi
l'animal sur cette sorte de bobine, en tirant très dou-
cement jusqu'à résistance. On conçoit qu'il est difficile d'extraire le dragonneau ou ver de Guinée en
une seule séance : le sujet est donc exposé à des
abcès et ulcérations ecthymateuses superficielles, dont
les plus connues sont décrites par les indigènes sous
nom de *krau-krau*.

La *maladie du sommeil*, fréquente et même épidémique chez les esclaves du Bénin, est une maladie

spéciale au nègre, et que nous ne lui envions pas, car elle le tue fatalement en quatre ou cinq mois. Nommée aussi *dadàn* ou *relavàn*, elle consiste dans un violent mal de tête avec sommeil continu et invincible ; puis, maigreur, diarrhée et mort. Le mal passe pour contagieux et héréditaire ; il frappe surtout, pendant la saison chaude et humide, les noirs mal nourris. On ne retrouve les symptômes de cette étrange maladie que dans une seule affection, le *choléra des poules*. Les progrès de la pathologie comparée donneront peut-être un jour raison au docteur Talmy, qui proclamait récemment l'identité du choléra des gallinacés et de la somnose des nègres. Peut-être alors pourrait-on essayer, sur les esclaves narcolepsiques, le traitement vaccinal préconisé par Pasteur contre le choléra des poules !

## XXXV

# DANS L'AFRIQUE CENTRALE

—

L'insalubrité du « continent noir » tient surtout à l'extrême chaleur, aux oscillations de température entre le jour et la nuit, à l'humidité, parfois exceptionnelle, de ces contrées ; enfin et surtout, aux miasmes de la *malaria*, qui est (si l'on peut ainsi parler) le plus parfait résumé des conditions atmosphériques, météoriques et telluriques de l'Afrique intertropicale.

Nous avons déjà développé l'action sur l'organisme du climat des tropiques. L'adaptation de l'Européen au climat de l'Afrique centrale ne peut s'établir, qu'autant que l'on arrivera à supprimer de ce climat l'influence malarienne, contre laquelle il n'y a point d'acclimatement possible. Le problème d'assainissement se résout, du reste, en deux propositions, d'apparence très simple : arroser les sables, drainer les marais.

Quant au projet de mer intérieure, mis en avant par Roudaire, il semble pratiquement impossible à réaliser.

Il existe dans le continent africain une région où le voyageur doit faire la route à pied et faire porter ses bagages à dos d'homme : c'est la région de la *tsetsé* : « La tsetsé est un chétif moucheron, dit Nicolas, qui tient la civilisation en échec sur la plus grande partie de l'Afrique centrale. » D'une vivacité comparable à la flèche, il s'élance sur l'homme et sur les animaux domestiques, en faisant entendre un bourdonnement caractéristique. La tsetsé est, d'ailleurs, complètement inoffensive pour l'homme et les animaux sauvages : elle ne tue (chose étrange), que les animaux domestiques, après avoir produit chez eux des phénomènes morbides de la plus haute gravité, analogues à ceux de la morve. Les bœufs, ânes, chevaux, mulets, chiens, etc., mourant forcément de la tsetsé, le comité belge a dernièrement essayé d'utiliser l'éléphant indien, pour les transports dans l'Afrique centrale. Mais les résultats n'ont pas été favorables à cette innovation.

La composition du costume de l'explorateur en marche se résume ainsi : gilet de corps en soie, vareuse de flanelle, culotte de coutil, ceinture de laine, brodequins en cuir lacé, épaisses jambières, casque d'aloès, intérieurement garni de feuilles, parasol épais. L'explorateur africain doit lutter contre la soif et contre le manque d'appétit : s'efforcer, malgré tout, de manger, en évitant toute libation entre les repas. Il peut, d'ailleurs, calmer sa soif par des gargarismes ou des bains, quelques gorgées de café chaud ou de tisane chaude ; mais il doit avec soin éviter l'ingurgitation de boissons fraîches et l'abus des boissons alcooliques. Parmi les aliments indigènes, la banane des tropiques et la datte, *ce pain du désert*, sont les rois des végétaux de ces contrées. Nul autre aliment n'est aussi inoffensif, et par conséquent aussi précieux.

A côté de ces fruits, figurent les figues, le sorgho, le riz (dont certaines altérations semblent jouer un rôle important dans la production d'une grave maladie, le *béribéri*) ; le maïs, le millet, « fertile en maux d'estomac », assure Livingstone. Parmi les tubercules, figure, au premier rang, le manioc, dont la pulpe est si estimée, la patate douce ; l'igname, dont il faut se méfier, parce que plusieurs de ses variétés sont vénéneuses. Parmi les autres plantes nourrissantes, signalons : le haricot d'Afrique, assez fade, les fèves, les champignons, le melon d'eau, les citrouilles, concombres, aubergines (dont certaines variétés sont narcotiques) ; le chou palmiste, qui n'est autre chose que la cîme de certains palmiers ; enfin, un très grand nombre de fruits, plus ou moins connus, dont la nomenclature tiendrait plusieurs pages.

Les aliments d'origine animale sont : le miel, les

laits de vache, de chèvre, d'ânesse ou de chamelle, les œufs de poule, d'autruche, de tortue.

Les indigènes mangent aussi des chenilles grillées, des fourmis, le ver du palmiste. Livingstone raconte qu'il fut parfois très heureux d'accepter un plat de sauterelles, qui sont, pour les habitants de ces pays, une véritable manne. Ce plat étrange possède, paraît-il, un goût végétal fortement prononcé. « Bouillies, dit Livingstone, elles sont détestables ; grillées, je les préfère aux crevettes. *Néanmoins, j'éviterai d'en manger toutes les fois qu'il me sera possible.* » La faune des grands lacs est nombreuse et variée en poissons, serpents comestibles, iguanes, crocodiles, grenouilles de la grosseur d'un poulet. Parmi les oiseaux, citons seulement la pintade et l'autruche, qui a le goût d'une dinde coriace. Les indigènes mangent volontiers du singe, de l'éléphant, de la souris, du chien, du lion. Fonssagrives assure que le tigre, la panthère et le léopard d'Afrique ont la consistance tendre du veau, jointe au fumet du chevreuil. La jeune girafe constitue un mets de premier ordre, ainsi que la langue de zèbre. L'hippopotame donne une viande grossière, qui tient du porc et du bœuf, et qui est assez mangeable...

La description des maladies de l'Afrique centrale comprend principalement les fièvres, les affections des voies digestives et du foie, maladies parasitaires, piqûres de mouches, morsures, plaies envenimées, etc.,

Une place importante doit être faite aux *accidents des marches* : chirurgie d'occasion (hémorragies, plaies, fractures, luxations), coup de chaleur, ophtalmies.

C'est souvent aux écarts de régime, et notamment aux excès alcooliques, que succèdent, dans tous les pays torrides, la dysenterie et les affections du foie (point de côté hépatique, hépatites aiguë et chronique, abcès du foie).

Parmi les maladies qui atteignent les blancs dans l'Afrique centrale, Dutrieux a, le premier, décrit une lésion parasitaire de la peau, assez analogue à celle que produit la *chique* ou puce pénétrante ; elle est due au *founza in ngômbe* ou *ver du bœuf*, et elle ressemble à un gros furoncle. Son traitement consiste évidemment à faire sortir, le plus tôt possible, le parasite, à l'aide du bistouri. Les affections des yeux sont très fréquentes, et les tribus indigènes présentent de nombreux cas de cécité dus à l'ophtalmie purulente ou à la variole, très grave dans tous les pays vierges de vaccine.

Certaines contrées de l'Afrique centrale jouissent d'une salubrité réelle : tels sont les massifs montagneux du Ngourou et de l'Ousagara, ainsi que les plaines de l'Ougogo. La côte et les terres basses voisines sont, au contraire, les contrées les plus insalubres du globe tout entier peut-être, et les moins habitables. On pourra se faire une idée de cette insalubrité en songeant que la race juive (qui a résolu, comme le disait excellemment Boudin, le problème de l'ubiquité), a toujours dédaigné de s'établir dans ces parages. Si donc les Européens poursuivent leurs explorations centro-africaines, il est indiqué de créer dans l'Ousagara des *sanataria*, analogues à ceux que les **Anglais** ont multipliés sur les montagnes de l'Inde. On pourra, d'autre part, choisir les Seychelles, pour les voyageurs éprouvés par le climat de Zanzibar.

L'explorateur doit fuir toutes ces contrées palustres, si meurtrières ; se souvenant qu'il n'y a pas d'acclimatement possible pour la malaria, il doit gagner, le plus rapidement qu'il le pourra, les régions les plus salubres. Nous possédons, d'ailleurs, d'utiles indications de géographie médicale sur la route suivie, dans la région insalubre, à partir de Bagamoyo, jusqu'à la vallée très saine où se trouve la ville de Mpouapoua.

Les habitants de cette ville sont très superstitieux. Ils nous attribuent généralement le don de sorcellerie ; ils ne s'expliquent pas bien pourquoi nous parcourons leur contrée : « Est-ce pour voir du pays, ou plutôt pour manger beaucoup de viande de bœuf ? N'avez-vous donc, chez vous, ni montagnes ni rivières ? » Ils nous adressent aussi d'autres questions assez embarrassantes : « Où sont vos femmes, et pourquoi voyagez-vous sans elles ? » La peur et l'intérêt sont, au surplus, les sentiments dominants, chez les Africains orientaux.

Les Ouanyamouésis sont de grands fumeurs de baschisch. Les Ouagogos ont une peur étonnante des ténèbres. Les Outatourous vivent complètement nus et regardent comme une indignité de porter un vêtement quelconque. Toutes ces tribus sont athées, c'est-à-dire qu'elles n'ont aucune idée sur un Dieu quelconque : leur religion se borne à des pratiques superstitieuses, cruelles ou grotesques, qui ne vont même pas jusqu'à atteindre le culte fétichique le plus rudimentaire. A l'apparition de la nouvelle lune, par exemple, ils font un vacarme assourdissant : mais ils se gardent bien d'adresser à la lune aucune prière, aucun acte d'adoration. Enfin, dans l'Oudoé (côte orientale), les habitants sont anthropophages : le fait est peu connu, mais incontestable.

Dans son intéressant récit d'exploration, Duirieux nous signale un procédé, assez curieux, des Ouanyamouésis, pour assurer leur bonheur domestique : « Il est très indécent qu'une belle-mère y parle à son gendre, ou même se permette de le regarder ; quand elle a quelque chose à lui faire savoir, elle lui tourne le dos et s'adresse à lui, par l'intermédiaire d'un tiers. »

Pas si sauvages que cela, les Ouanyamouésis !

# XXXVI

# LES NÈGRES D'AFRIQUE

———

J'emprunte la plupart des renseignements qui suivent au grand ouvrage qu'a publié, sur les *Nègres* de l'Afrique sus-équatoriale, M. Abel Hovelacque, le regretté professeur à l'Ecole d'anthropologie (1). Les Sénégambiens, Guinéens, Soudaniens et Nilotiques ne forment pas moins de cinquante-deux peuplades distinctes, qui sont chacune, dans ce beau livre, l'objet d'une monographie spéciale. On a pu voir, dans ces derniers temps, à Paris, un certain nombre d'échantillons de ces diverses peuplades, et notamment des Wolofs, des Sérères, Assiniens, Achantis, Acréens, Dahoméens, etc., tous curieux à étudier dans leurs mœurs et coutumes étranges, dont le seul exposé remplirait plusieurs pages.

(1) Delahaye, éditeur.

Les nègres sus-équatoriaux ont un certain nombre de caractères communs : crâne allongé, d'une capacité moyenne très inférieure au nôtre et d'une épaisseur presque préhistorique, qui lui permet de supporter, sans se rompre, des chocs violents ; face énorme et bestiale, nez large, mâchoires projetées en avant, lèvres charnues ; peau veloutée, peu poilue, odorante, etc.

Malgré leur insensibilité physique, ces races de noirs arrivent rarement à la vieillesse : décimés par les affections respiratoires et par celles de la digestion, l'éléphantiasis, la petite vérole, le choléra, etc., les nègres jouissent, au contraire, d'une immunité relative à l'égard de certaines affections qui assaillent les blancs : la carie dentaire, le cancer, la diphtérie, la gravelle, la fièvre jaune, sont les maladies auxquelles les noirs sont les plus réfractaires.

Un grand nombre de peuples nègres sont privés de tout vêtement ; d'autres en adoptent un des plus rudimentaires. Pour la chaussure, elle n'a pénétré que chez ceux qui ont embrassé l'islamisme. La coiffure est souvent compliquée et étrange, notamment au Dahomey et à Grand-Bassam. Quant aux tatouages, aux ornements extérieurs du nez, des lèvres et des oreilles, et aux mutilations des dents, etc., ces étranges pratiques varient suivant les régions. La coutume de la circoncision est à peu près générale en Afrique et bien antérieure à l'islamisme.

Les nègres vivent dans de misérables cases, rondes

comme des colombiers et couvertes en pointe. Dans leur alimentation, ils font passer toujours la quantité avant la qualité; ils ingurgitent ainsi la viande crue grouillante de vers, les chenilles, les mouches, le poisson pourri, l'huile de palmier. Un grand nombre, du reste, sont végétariens. Tous sont passionnés pour les boissons fermentées, le vin de palme, l'eau-de-vie, etc. La femme est esclave et ne songe pas à s'en émouvoir. Le mariage a lieu par achat, selon les rites les plus étranges et les plus curieux. Certains nègres apprécient à sa valeur la virginité; d'autres préfèrent, pour épouses, celles qui ont été déjà mères. L'infécondité est, d'ailleurs, pour la négresse, la dernière des humiliations; et les ceintures de verroteries qu'elle porte autour de ses reins ne sont, paraît-il, autre chose que des fétiches contre la stérilité. La polygamie est à peu près générale, et l'on prend autant de femmes qu'on en peut entretenir. L'adultère de la femme n'entache aucunement l'honneur du mari : il est, simplement, un préjudice, qu'il faut racheter d'une manière ou de l'autre. Tous rapports sexuels sont interdits durant la grossesse et l'allaitement : ce dernier est souvent très prolongé.

L'esclavage est une institution sociale regardée comme naturelle et indispensable, héréditaire, volontaire même parfois. On connaît les incursions qu'organisait périodiquement, chez ses voisins, le despote du Dahomey, pour ramener des captifs et les distribuer à ses guerriers. L'esclave constitue, dans ces pays, une sorte d'unité monétaire : aussi, le sort qui l'attend est-il, somme toute, assez doux, sauf qu'il sert a alimenter, de temps à autre, les sacrifices humains et les terribles supplices religieux, qui sont encore très en honneur dans certaines parties de l'Afrique sus-équatoriale.

L'état politique et social des nègres de ces régions est habituellement constitué sur le pied du despotisme le plus absolu. Le roi du Dahomey, avant notre expédition, comme celui des Achantis, était littéralement idolâtré : il avait droit de vie et de mort sur tous ses sujets, et ne se faisait point faute d'en user.

Les principales industries des nègres sont celles de corroyeur, de tisserand, de potier, de forgeron. Les Sérères, les Bambaras, les Mandingues sont des peuples agricoles. La monnaie européenne commence seulement à se substituer aux *cauris*, coquillages d'origine indienne ; à Bamakou, actuellement, une pièce de 5 francs vaut 1,700 cauris. Les noirs suséquatoriaux sont plus pêcheurs que chasseurs ; la navigation est encore, chez eux, dans l'enfance de l'art. Ils sont passionnés pour la musique et pour la danse. Le *griot* est le baladin ou chanteur de profession : il flatte, par ses flagorneries, la ridicule vanité du nègre, chante les louanges de qui le paie, et se livre à d'affreuses grimaces et à d'horribles contorsions. C'est une profession qui ressemble assez à celle de bouffons et ménestrels du moyen âge. Le griot vend également les amulettes, talismans, fétiches ou *gris-gris*, qui constituent la seule religion nigritique véritable...

En résumé, le nègre est un enfant inintelligent, inattentif, étourdi, versatile. Il brille par la mémoire, le talent d'imitation, l'irrégularité, l'amour-propre. Paresseux, apathique, sans reconnaissance, il a, par-dessus tout, le respect de l'étiquette et de la hiérarchie. Curieux à l'excès, intempérant et imprévoyant, il sacrifiera tout à un litre d'eau-de-vie. Impudique, voleur et mendiant, impossible à rassassier comme à satisfaire, parleur infatigable, fourbe, traître et menteur, il ne peut être maté que par la force et par la crainte.

Aussi, du témoignage unanime de tous les explorateurs de bonne foi, il ne faut point chercher à imposer au nègre une civilisation analogue à la nôtre. C'est ainsi que les missions chrétiennes ont perdu leur latin en Nigritie. Marquées au sceau de l'immobilité morale, les peuplades de cette région ne semblent point pouvoir dépasser une sorte d'état demi-sauvage, où elles demeurent comme cristallisées.

La civilisation et la religion de nos pays n'ont guère servi qu'à les rendre plus ivrognes et plus hypocrites. La propriété terrienne ne saurait non plus exister chez les Nègres, car l'homme manque à la terre. Les conceptions abstraites de la morale, l'association des idées, la numération elle-même manquent chez eux. La langue y est à peine à la période agglutinante.

Les races nigritiques sont, en somme, des populations enfantines, dont la mentalité est singulièrement limitée. Aussi, notre civilisation n'a réussi, jusqu'à ce jour (en dépit de certaines illusions), qu'à les dépraver davantage. Nous le répétons donc ici, avec M. Hovelacque, et en manière de conclusion : Un noir a dit un jour, en parlant d'elle, à un voyageur blanc : « Bonne pour blancs, mauvaise pour noirs. » Aucune parole n'est plus sensée ; décidons-nous donc à épargner aux frères noirs nos tentatives d'amélioration, sous peine de les voir accaparer nos vices et perdre, en même temps, le peu de qualités natives qu'ils peuvent posséder.

# XXXVII

# MADAGASCAR ET NOSSI-BÉ

---

Madagascar passe, à bon droit, pour l'une des contrées les plus malsaines du globe. Il est certain qu'une zone prodigieusement insalubre est représentée par la presque totalité du littoral de la grande île malgache. Mais les altitudes de l'intérieur semblent posséder, au contraire, un climat tempéré excellent. Le plateau central de l'île (où se trouve la capitale, Tananarive ou Emyrne), jouit d'un printemps perpétuel, avec des températures *maxima* de 22 à 25 degrés. Situé à 160 kilomètres de la côte orientale et à 360 de la côte occidentale, le plateau central, par son altitude moyenne de 1,310 mètres au-dessus du niveau de la mer, est, évidemment, exempt du miasme palustre. Si l'on y constate des fièvres, ce ne peut être qu'importations du littoral. Le paludisme ne paraît pas devoir y naître sur place. C'est, d'ailleurs, en cette région, où les Européens s'acclimatent facilement, que s'impose, pour notre colonie, le *sanatorium* indispensable.

Le type fébrile le plus communément observé par nos confrères de la marine sur le littoral malgache, est le type quotidien (fièvre pseudo-continue avec embarras gastrique prononcé). Mais les formes pernicieuses n'y sont, malheureusement, point des raretés ; la plus grave est la *rémittente bilieuse*, caractérisée par la jaunisse, les hémorragies rebelles, les vomissements et pissements de sang, etc. C'est surtout en mars et en avril que règne la rémittente bilieuse, contre laquelle, outre la médication quinique, il faut, de bonne heure, savoir ordonner les lotions froides (drap mouillé, glace sur la tête).

A Madagascar, qui n'est qu'un vaste marécage, l'empoisonnement palustre apparaît particulièrement profond, opiniâtre, rebelle. Il se caractérise, insidieusement, par une anémie intense, accompagnée d'hydropisie et d'engorgements, parfois énormes, du foie et de la rate, avec obstruction invincible du système veineux abdominal dans son ensemble. D'après Daullé, les fièvres sont d'autant plus fréquentes et graves en ces régions que la saison d'hivernage est plus prononcée, les chaleurs plus torrides, le sol plus détrempé par des pluies abondantes. En somme, il est rare qu'un Européen puisse passer trois mois à Tamatave ou à Majunga sans être infecté, plus ou moins, de paludisme.

En dehors des fièvres intermittentes, les affections du foie sont assez rares, de même que la dysenterie, la fièvre typhoïde, la fièvre jaune et le choléra, tant à craindre sous les tropiques. Je n'ai pas besoin de rappeler que Madagascar n'échappe pas, par exemple, aux deux grandes causes de morbidité vulgaire et de mortalité existant sous la zone torride : je veux parler des insolations, d'une part, et, d'autre part, des coups de froid, dus aux changements brusques de température, surtout dans le passage du littoral au plateau malgache. De saines notions hygiéniques peuvent évidemment beaucoup pour se préserver des atteintes si graves du soleil et du *froid*, le plus grand ennemi, peut-être, des pays *chauds*.

La lèpre et l'éléphantiasis, les ulcères et les affections parasitaires sont extrêmement fréquents chez les Malgaches. Ces derniers sont aussi la proie d'une curieuse affection de la peau, le *pian* ou *frambœsia*, éruption contagieuse, dont l'aspect simule des mûres ou des framboises et dont les tendances sont envahissantes et hémorragiques par excellence. La phtisie, la scrofule et surtout la syphilis sont également endémiques dans l'île. Les affections du système nerveux y sont aussi des plus communes ; il en est une spéciale, parmi elles, qui se localise surtout dans la moelle épinière : c'est le *béribéri*, qui se termine ordinairement par l'hydropisie et la paralysie.

*L'ulcère de Mozambique* est une sorte de gangrène

de la peau, à marche destructive galopante ; il n'atteint pas la race blanche. L'éléphantiasis ne touche, non plus, les Européens qu'après un long séjour. Le tétanos est la complication fréquente des affections et des opérations chirurgicales. Les indigènes succombent encore à la variole, à la rougeole, à la scarlatine, et surtout à l'empoisonnement alcoolique par le tafia. Il est aussi, là bas, un autre genre curieux d'empoisonnement : celui par le *tanghin*, dangereux toxique des centres nerveux, dont les Hovas persistent à se servir comme poison d'épreuve judiciaire, malgré les remontrances réitérées des Anglais et des Français.

Une bonne hygiène vestimentaire, nécessitant deux tenues distinctes, l'une pour le littoral, l'autre pour les plateaux ; une bonne alimentation, où le vin et le café aient une large part ; de l'eau très pure, surtout (c'est-à-dire longuement bouillie et filtrée), le surmenage nerveux évité autant que possible, le ventre libre, la peau propre : voilà, en quelques mots, ce qu'il faut à Madagascar. On fuira comme peste les écarts de régime, et notamment les libations alcooliques ; on soignera, dès le début, les indispositions les plus légères en apparence. (Aucun *bobo* n'est négligeable sous les tropiques).

Contre les accès fébriles, les préparations de quinine, administrées par l'estomac et, dans les cas les plus pressants, par la peau (sous forme d'injections hypodermiques de bromhydrate de quinine) rendent, à

Madagascar, les services que nous sommes accoutumés à recevoir d'elles. La quinine agit-elle en exci tant le pouvoir *phagocytaire* des leucocytes (globules blancs) ou bien à la faveur d'une action parasiticide véritable sur les *hématozoaires* (microbes du paludisme)? On l'ignore, et on l'ignorera probablement longtemps... Qu'importe, d'ailleurs, si elle agit? Les accès étant dissipés, on continuera à modifier l'économie cachectisée, à l'aide du quinquina, en extrait, de l'arsenic, de l'iodure de fer, et surtout de l'hydrothérapie bien conduite. Quant aux hommes sérieusement atteints, il faut s'efforcer de les rapatrier de suite.

Les événements de Madagascar donnent le souffle de l'actualité à une remarquable étude du Dr Deblenne sur Nosi-Bé. Un séjour prolongé dans nos possessions coloniales de l'Afrique orientale a permis à ce savant confrère de la marine l'étude de cette île française, située dans le canal de Mozambique, près la côte N.-O. de Madagascar.

C'est une terre très accidentée, hérissée de volcans et de roches basaltiques, arrosée de nombreuses rivières, creusée de plusieurs lacs, généralement habités par des crocodiles de forte taille, entourée enfin d'une foule de petites îles et d'îlots. Le chef-lieu de Nosi-Bé est Hell-Ville, village malsain et environné de marais. L'année climatérique à Nosi-Bé a deux saisons; la saison sèche, entre avril et octobre, et la saison humide, entre octobre et avril : c'est cette dernière saison qui est la plus chaude. La température ne dépasse jamais, d'ailleurs, 35 degrés, et la moyenne thermique est de 26°7. Le mois de juillet est l'époque la plus fraîche et la plus agréable de l'année. Pendant la saison humide, les pluies sont très abondantes (rares pendant le jour), et les orages très fréquents, surtout pendant janvier, février et mars.

Le climat de Nosi-Bé est un climat marin assez constant, grâce surtout à sa végétation riche et luxuriante, à sa flore variée, à ses forêts vigoureuses.

La population de l'île est d'environ 8,000 âmes. Elle est composée de Malgaches, de Cafres et de Comoriens, et ne comprend guère plus de 150 Européens, presque tous fonctionnaires, commerçants ou planteurs français.

Le milieu est des plus insalubres; la fièvre malarienne y règne sous toutes ses formes et n'épargne personne de ses atteintes.

La belle saison ou saison sèche est la moins dangereuse pour les nouveaux arrivés. Au contraire, elle se signale, chez les indigènes et les acclimatés, par des maladies inflammatoires (bronchites, angines, rhumatismes, etc), qui viennent compliquer les accès fébriles.

Les maladies frappent surtout la population blanche, les Européens et les créoles, parce qu'ils vivent fréquemment sans hygiène et sans confort, mal nourris et mal logés, dans un milieu abominablement morbide. Fièvres intermittentes avec symptômes gastriques et bilieux ; formes ataxique, dysentérique, épileptique, sudorale, typhoïde, cholérique, pneumonique, etc., de l'intoxication palustre ; types simple, tierce, quarte, de la fièvre... : tout s'observe, dans cette terre classique de la *malaria*. Tantôt la fièvre revêt le masque des altérations les plus graves des centres nerveux, et se manifeste par le délire, le coma, les convulsions ; tantôt le poison fébrile frappe le cœur de syncope ou les poumons et le foie de congestions intenses et d'inflammations aiguës. Si le sujet échappe à la fièvre, il devient anémique ; son teint est jaune terreux, sa peau moite, son foie gros, sa rate énorme ; il est sujet à des hydropisies, et très disposé à transformer les plus simples indispositions en maladies mortelles.

Pour éviter les fièvres, il ne faut pas sortir avant le lever du soleil, ni à partir de son coucher ; fuir les refroidissements, l'abus de l'alcool et les excès : avoir une bonne alimentation, où le vin et le café entrent pour une large part, etc... Nous avons déjà développé ces données prophylactiques à loisir.

Les races nègres sont moins sujettes aux fièvres, mais succombent facilement aux maladies éruptives (rougeole, variole, scarlatine), ainsi qu'à la fièvre typhoïde, au choléra et à l'empoisonnement par le rhum, le tafia, et les amandes du *tanghin*, dangereux poison tétanique dont les indigènes persistent à se servir comme pratique d'épreuve judiciaire, malgré les instructions réitérées du gouvernement français.

La lèpre n'est pas rare à Nosi-Bé ; il serait urgent d'y établir une léproserie. La scrofule, la phtisie et la syphilis y sont également fréquentes. Quant aux maladies du système nerveux, elles sont des plus communes ; parmi elles, on observe surtout la fréquence du *béribéri*.

L'ulcère de Nosi-bé est une sorte de gangrène de la peau, qui creuse profondément, et présente une marche destructive des plus rapides. Il n'atteint jamais la race blanche. L'éléphantiasis peut, au contraire, envahir les Européens après un long séjour. Le tétanos vient compliquer fréquemment les affections chirurgicales.

Après avoir décrit en détail l'histoire des maladies de Nosi-Bé, le Dr Deblenne entre dans d'intéressantes considérations sur l'hygiène individuelle. locale et internationale, pour les blancs et pour les noirs. Les blancs doivent arriver en juin ; ne pas dépasser deux ans de séjour ; s'abstenir d'excès, d'abus et de fatigues ; éviter de sortir pendant les grandes chaleurs et les grandes pluies ; craindre le froid nocturne et fuir les marais ; habiter une maison sise dans un lieu élevé et exposée à la brise de mer ; avoir le ventre libre et la peau toujours très propre, etc. Enfin, il ne faut pas hésiter à rapatrier immédiatement les Européens, dès qu'ils sont sérieusement touchés par l'action morbide du climat.

L'administration française peut, d'ailleurs, aux prix de certains efforts et de certains sacrifices, modifier l'insalubrité de Nosi-Bé et rendre cette colonie prospère; les événements de Madagascar nous étant favorables, nous avons, certes, tout avantage à augmenter la valeur coloniale de Nosi-Bé. Mais pour cela, il sera nécessaire, comme le demande avec raison notre estimé confrère, que les médecins de la marine soient consultés (et *écoutés* surtout) dans toutes les questions sanitaires, et qu'ils puissent imposer toujours leur autorité pour résoudre les problèmes d'hygiène et d'épidémiologie, qui, dans ces régions, priment, sans conteste, tous les autres problèmes.

# XXXVIII

# AU CONGO

—

Certes, il est beau de découvrir et d'explorer des terres nouvelles. Mais le Français, piètre colonisateur, réussira-t-il à s'acclimater dans ce pays torride, et n'est-ce point folie que de chercher, à travers les plus affreux dangers, le succès d'une entreprise, d'ailleurs pleine d'incertitudes dans ses résultats?...

Laissons à de plus savants le soin de conclure, nous bornant aujourd'hui à la simple exposition des faits.

Chaque latitude a son empreinte, chaque climat a sa couleur, comme le disait Cabanis. Par la merveilleuse flexibilité de son organisation, l'homme se plie, il est vrai, aux climats les plus diaboliques. Le Congo toutefois est, par excellence, meurtrier; quand ses rares explorateurs échappent aux piqûres des serpents et aux griffes des bêtes féroces, c'est pour succomber sous l'action des fièvres pernicieuses et des maladies propres à la zone torride.

L'Européen le plus robuste qui pénètre dans ces régions, est bientôt pris d'une soif ardente, de sueurs profuses, d'une constipation intense. Son appétit est rapidement ruiné ; ses digestions deviennent très pénibles ; tout indique, dans son état général, le gonflement et l'irritation du foie, la perturbation complète dans le fonctionnement des organes de l'abdomen. Bientôt l'économie entière s'affaiblit, et une profonde anémie se caractérise par la pâleur faciale, les battements de cœur, la gêne respiratoire, la décoloration des muqueuses, l'impossibilité et le dégoût de tout exercice physique. Le sujet est alors plongé dans l'abattement et dans une somnolence constante : il ne peut, toutefois, goûter les douceurs du vrai sommeil.

En outre, ses yeux sont éblouis et irrités par la vive et éclatante luminosité de ces climats de feu, où brillent avec persistance les rayons d'un soleil étincelant, réfléchis (et comme lumière et comme chaleur) par les terrains sablonneux et blancs.

La peau d'un Français au Congo ne tarde pas à se modifier et à s'épaissir ; on éprouve même, paraît-il, une sensation de rétrécissement du vêtement et de la chaussure. Les sudations excessives provoquent diverses éruptions cutanées : des vésicules, *gale bedouine, bourbouilles,* eczéma sudoral ; des poussées de furoncles et d'anthrax à tendance gangréneuse, etc. On peut dire que le climat du Congo imprime surtout son caractère et vient traduire son action sur ce terrain privilégié, la peau, véritable miroir du sang, en y reflétant les modifications que subit, sous la zone torride, notre « chair coulante. »

Il existe en outre, au Congo, un ulcère spécial, analogue à ceux d'Aden, de Cayenne, de Mozambique : cet ulcère, très fréquent dans tous les pays intertropicaux, s'installe, chez les nouveau-venus, sous l'action de la moindre cause extérieure. Il a un aspect blafard et n'affecte aucune tendance à la cicatrisation. La peau est aussi le siège de boutons spéciaux, dont la venue est précédée de démangeaisons insupportables : les indigènes attribuent ces boutons à un parasite particulier. Mais il est probable que l'alimentation spéciale, les eaux de boisson et surtout les fièvres graves, jouent le plus grand rôle dans leur production.

Ce ne sont point, toutefois, les parasites qui manquent au Congo. Sous le rapport des tiques, poux, tænias, filaires et insectes nuisibles de tout genre, on est servi plus qu'à souhait. Les piqûres finissent par développer, sur les membres, les vaisseaux et les ganglions lymphatiques, et il se produit parfois ainsi une sorte d'éléphantiasis ulcéreux d'un pronostic grave.

D'après Griffon du Bellay, le Congo présente quatre saisons. Du 15 janvier au 15 février, petite saison sèche ; du 15 février au 15 mai, petite saison humide et orageuse ; du 15 mai au 15 septembre, grande saison sèche ; du 15 septembre au 15 janvier, grande saison des pluies, avec fréquentes alternatives de beau temps. On sait en outre que, dans toute saison, les oscillations sont énormes entre les températures du jour et de la nuit. Nombreuses sont donc, au Congo, les maladies résultant du refroidissement accidentel du corps (rhumatisme, névralgie, bronchite, paralysie, etc.). On connaît le mot si vrai de F. de Lesseps : » Ce qu'il y a de plus à craindre dans les pays chauds, *c'est le froid.* »

Enumérons rapidement les principales précautions que conseille l'hygiène au Congo. La sobriété y est la médecine préventive la plus sûre. En évitant les repas copieux, l'abus des fruits, des mets épicés, des boissons aqueuses et alcooliques, on pourra espérer échapper à la diarrhée, à la dysenterie et aux affections du foie. Comme boissons, le bordeaux, les eaux de table, le thé léger, le café sont les seules à recommander ; il faut soigneusement se méfier des boissons comme des condiments exotiques.

On doit éviter le hamac et la sieste ; protéger les yeux par des lunettes-coquille avec verres fumés, et faire des ablutions chaudes sur les paupières avec l'infusion de camomille ; ne pas se laver trop souvent le visage pendant la journée, sous peine de coups de soleil ; fuir comme la peste les plaisirs vénériens, très préjudiciables, *à tout point de vue*, dans ces climats ; porter des bottes de toile, qui protègent contre

les piqûres des animaux ; fermer les maisons et les
tentes pendant la nuit ; allumer des feux la nuit
également, pour éloigner les animaux et dissiper les
brouillards toxiques.

Le costume de l'Européen au Congo consistera en
gilet et caleçon de coton blanc, chemise et chaus-
settes de coton, casque en liège recouvert de toile
blanche ; pendant la nuit, on évitera avec soin le
sol. Le sol est, en effet, extrèmement insalubre et
palustre, et les fièvres intermittentes les plus graves
s'en dégagent. Dès le coucher du soleil, on revètira
des vètements de drap et l'on évitera de sortir
jusqu'au jour.

Il va sans dire que l'explorateur de ces régions
devra jouir d'une santé robuste : avant de partir, il
sera revacciné : car la variole, au Congo, est fréquente
et meurtrière.

Ce qui rend l'acclimatation difficile et presque
impossible en ce pays, c'est la gravité des fièvres
qui y règnent.

On pourra améliorer le sol par la culture, créer des
*sanatoria*, diminuer, pour l'Européen, par de fréquents
rapatriements, les dangers d'un séjour prolongé dans
ces contrées pernicieuses ; on pourra choisir pour colons
des méridionaux ; chercher à ne coloniser que les
régions élevées et moins malsaines. Nous croyons,
malgré tout, qu'on échouera, comme au Dahomey,
d'ailleurs.

# XXXIX

# LE FROID ET LE CHAUFFAGE

———

Le froid n'est nuisible qu'aux personnes âgées, aux petits enfants, aux malades, aux apathiques : les adultes dont l'énergie physique et morale est suffisamment développée y puisent souvent des éléments nouveaux de vigueur et de réconfort. En général, l'hiver et les climats rigoureux déterminent une suractivité remarquable dans toutes les fonctions et accroissent la vitalité physiologique des individus qui résistent. R. Pictet n'a-t-il pas démontré, tout récemment, à la suite d'expériences réalisées dans des puits frigorifiques, que le refroidissement augmente la circulation du sang et stimule l'appétit, les températures les plus basses se montrant les plus favorables au bon fonctionnement de l'appareil digestif?

Dans la vie, tout n'est qu'action et réaction. Il est évident que ce pouvoir tonique et reconstituant du froid n'échappe pas à la règle générale. C'est en sollicitant l'activité réactionnelle de la nutrition, c'est-à-dire en déterminant un surcroît de combustion vitale, par la soustraction du calorique normal humain, que le froid peut être rangé au nombre des facteurs hygiéniques les plus actifs. Le meilleur mode d'exaltation, pour la calorification, réside dans une réfrigération passagère...

C'est précisément parce que les vieillards réagissent peu, qu'ils souffrent beaucoup du froid. Leur économie usée résiste mal à la pression exagérée du sang dans les viscères et dans les centres d'innervation : de là, de nombreux cas de congestions et d'hémorrhagies internes, qui viennent augmenter notablement la mortalité des personnes âgées pendant l'hiver.

A côté des vieillards, les sujets nerveux et affaiblis, les enfants et les femmes, dont l'impressionnabilité cutanée est excessive, réagissent assez mal au froid. Leur sensibilité normale s'en trouve augmentée et se traduit par des névralgies, faciales ou sciatiques, fort pénibles, mais ne résistant guère à la prescription de quelques doses de quinine. « Le froid est l'ennemi des nerfs », dit le Père de la médecine en l'un de ses immortels aphorismes. C'est pourquoi nous voyons l'élément nerveux s'insinuer dans presque toutes les maladies de l'hiver : le praticien expérimenté n'ignore guère qu'il doit compter avec tous les incidents morbides que suscite l'intrusion de cet élément, important surtout dans la médecine urbaine.

Si le froid est fréquemment fatal à ceux que défend mal une vitalité amoindrie ou déchue, il est plutôt favorable, comme je l'ai dit en commençant, aux personnes valides, dont les réactions sont franches. Chez les rhumatisants, les jeunes gens lymphatiques, les tempéraments atoniques, le froid exerce une véritable action trophique et rajeunissante, due, je crois, en grande partie, à la condensation de l'atmosphère, *pabulnm vitae*, nourrice de la respiration. Il imprime, incontestablement, à la nutrition paresseuse de ces sujets un salutaire coup de fouet, surtout s'ils savent préférer, à une préservation outrancière, la méthode d'endurcissement. Ce n'est pas, en effet, avec un régime vestimentaire exagéré et un chauffage intensif artificiel, que l'on résistera le mieux au froid : c'est par l'exercice actif, instaurateur du calorique naturel que nous portons tous en nous et incitateur des réactions favorables dans la circulation périphérique.

Tout ce que je dis là n'est point nouveau. Mais, en présence des nombreux méfaits asphyxiques, dus aux appareils de chauffage, je crois qu'il est encore bon d'insister sur toutes ces vieilleries, méconnues du plus grand nombre. Bien que condamnés et proscrits (*sans appel*, pourrait-on dire), les poêles économiques, à roulettes et à peu de tirage, continuent, en effet, à être utilisés, par nombre de nos contemporains, dans leurs chambres à coucher et dans les pièces où l'on se tient d'une façon permanente. Faudra-t-il donc arriver à violer la liberté industrielle et interdire, une fois pour toutes, la vente de ces appareils pernicieux, véritables usines insalubres, qui, même à distance (tant est grande la diffusibilité de l'oxyde de carbone !) empoisonnent nos appartements ? Il est triste, en tout cas, de constater que les conseils les plus desintéressés et les plus actives campagnes de presse n'ont pu suffire à diminuer le nombre de ces imprudents, qui trouvent, chaque jour, la mort, en cherchant l'économie budgétaire.

Redisons donc encore que le danger d'asphyxie est d'autant plus imminent que le tirage d'un poêle est moindre ; répétons qu'en matière de chauffage, hygiène et économie ne sauraient faire bon ménage ! C'est principalement quand le poêle est en petite marche qu'il importe de se garer contre les mouvements atmosphériques, perturbateurs du tirage : un simple coup de vent suffit parfois pour refouler dans la pièce assez d'oxyde de carbone pour empoisonner toute une famille. Il faut aussi avoir la précaution, au moment du chargement, de fermer hermétiquement tous les orifices de l'appareil, et même d'ouvrir, à ce moment, largement, les fenêtres.

En résumé, il n'est guère que la cheminée qui, dans nos appartements modernes (fort mal organisés pour les grands froids, je vous le concède), permette pleinement de satisfaire au but rêvé pour une bonne hygiène du chauffage : amener de l'air toujours frais dans une chambre toujours chaude. Ce qu'il faudrait donc, à mon sens, viser aujourd'hui, comme progrès, ce serait la diminution du prix du combustible. Quant au poêle à faible tirage et à combustion lente, il est et sera toujours un appareil de Damoclès.

Il faut bien savoir, du reste, qu'à côté de l'empoisonnement aigu, grave ou mortel, tapageur, à grand orchestre, si vous le voulez, l'oxyde de car-bone est aussi le fauteur d'empoisonnements lents, sournois, insidieux, qui mordent (comme on dit) sans aboyer. La respiration habituelle d'un air chargé de « traces » du gaz des fourneaux vicie et appauvrit progressivement le sang et déprave, lentement mais sûrement, la fonction pulmonaire, après avoir cadavérisé (c'est l'expression propre) les plus importants éléments cellulaires de notre organisme : les globules rouges du sang, notre véritable monnaie nutritive, dont l'ensemble représente notre capital vital. Voilà la cause, souvent inaperçue, de bien des anémies lentes, avec malaises indéfinissables, observés, en grand nombre, pendant l'hiver, chez des personnes sédentaires munies d'appareils économiques de chauffage. J'ai, pour ma part, traité déjà force migraines tenaces, vertiges et névralgies rebelles, et même troubles psychiques (diminution intellectuelle, perte de mémoire, altérations du caractère), que j'ai vu s'évanouir et disparaître, est-il besoin de le dire? par la simple suppression de la cause toxique. Toute la médecine n'est-elle pas dans la recherche des causes? A diagnostic indécis, thérapeutique flottante, hélas!

———

XL

# LA MÉDECINE LÉGALE CHEZ LES CHINOIS

Grâce aux infatigables travaux de divers contemporains, la Chine fabuleuse des *Lettres Edifiantes* est aujourd'hui reléguée dans le domaine des illusions et des préjugés historiques. Nous commençons un peu à connaître ce grand pays, admirablement agricole, comprenant également toutes les ressources du commerce et de l'industrie, et présentant, en outre, un génie artistique fort remarquable, très probablement plus lié à la race elle-même qu'à l'éducation. Dans les sciences sociales, le gouvernement est sage et paternel : la justice est gratuite et rapide, et le code chinois est un chef-d'œuvre législatif.

Les Chinois possèdent assez bien certaines sciences : les sciences naturelles et surtout la botanique sont en honneur chez eux. Quant à la science médicale, elle y est très arriérée. Notre science repose, en effet, entièrement sur l'anatomie, comme sur un indispensable fondement. Or, l'étude de l'anatomie est entravée par la loi bouddhique, qui empêche la dissection des cadavres. Rien d'étonnant alors que l'essor de la médecine soit enrayé. Rien d'étonnant que les médecins chinois soient absolument ridicules, et les ouvrages, où ils étudient, totalement dépouillés de toute valeur scientifique.

Nous avons lu, avec plaisir, dans la *Revue de l'Extrême-Orient*, publiée sous l'habile direction de M. Cordier, une analyse détaillée et commentée du Si-Yuen-Lu, par le docteur Ernest Martin. Le docteur Martin, pendant longtemps médecin de la légation de France à Pékin, a publié sur la Chine un nombre considérable d'ouvrages, notes, articles divers, qui, tous, témoignent d'un grand esprit critique et de l'effort constant pour remonter à l'étude des causes et des origines, étude primordiale en ethnographie scientifique.

Le Si-Yuen-Lu est une sorte de compendium de médecine judiciaire, très vieux déjà, puisqu'il fut composé vers 1248. Ce livre a une autorité et un prestige énorme sur le peuple (qui ne le connaît pas); quoique son contenu soit un mélange d'absurdités grotesques ou de *lapalissades* sans nom, les Chinois sont persuadés que nul crime, nul empoisonnement ne sauraient échapper à une instruction faite selon les formules du Si-Yuen-Lu. C'est ce qui favorise les aveux spontanés des criminels et rend peut-être moins fréquente, chez les bons Chinois, la violation de la vie humaine.

Le livre premier expose les moyens physico-chimiques pour découvrir les blessures sur les cadavres. Le livre II traite de l'exposé de la manière dont se pratiquent les *lien-yen*, c'est-à-dire les descentes de justice, les examens juridiques, les interrogatoires, l'intervention de la justice dans les suicides par pendaison, les brûlures, l'asphyxie par submersion...

On peut affirmer que, sur une population de plus de quatre cent millions d'habitants, le nombre des attentats contre les personnes n'est pas sensiblement plus élevé en Chine que dans notre France si civilisée. Un certain nombre de châtiments graves sont, de toute antiquité, usités en Chine. La *lacération* consiste dans le découpage successif de toutes les parties du corps ; c'est le supplice le plus sensible. Puis, viennent la décapitation, la strangulation, le bannissement, la mutilation des pieds, la castration, etc... Les simples contraventions aux lois sont punies par les coups de bambou ou par la cangue.

Le suicide, ordinaire apanage des sociétés civilisées, n'est point rare chez les Chinois, surtout le suicide par les poisons. Le nombre des drogues toxiques, qui se débitent en Chine, est presque incalculable. Les femmes s'empoisonnent avec de l'opium, les hommes avec des vers à soie. Dans la classe riche,

on s'asphyxie en aspirant fortement une feuille d'or
très mince qui arrête les échanges gazeux respiratoires : ce dernier moyen s'emploie également comme
méthode d'infanticide.

La fréquence du suicide en Chine tient à diverses
causes, au jeu, à l'abus de l'opium, à la débauche;
et, chose curieuse, au plaisir de la vengeance. Si
un Chinois a causé à un autre un sérieux préjudice,
ce dernier se tue sur le seuil de sa porte; la police
ouvre aussitôt une enquête sur l'événement; tous les
embarras de justice et tous les frais sont à la charge
de l'habitant de la maison, qui, souvent et rapidement ruiné, devient ainsi la victime d'une singulière
vengeance rétrospective.

Les autres livres du Si-Yuen-Lu traitent de l'état
des corps dans les diverses maladies, dans les empoisonnements par les venins et autres toxiques, etc.

L'aliénation mentale est exceptionnelle en Chine,
surtout à cause de la rareté de l'alcoolisme et des
perturbations économiques et sociales, causes fréquentes
et presque banales de la folie. Les Chinois sont un
peuple pacifique, peu enclin à la violence, et la pré-
cocité du mal est fort rare chez eux.

Il nous reste à dire, en terminant, quelques mots
de la fameuse question de l'infanticide, que certains
écrivains déclarent très fréquent en Chine, et d'autres
exceptionnel, inconnu. La vérité est, ici comme souvent,
entre les deux extrèmes. Le sentiment moral, très réel

au peuple chinois, réprouve, à l'égal du nôtre, le crime et l'infanticide; mais l'extension de la misère et du paupérisme accroissent sans cesse, comme chez nous, la fréquence du crime. Quant à la fable idiote, inventée par les missionnaires, représentant de petits Chinois jétés en pâture aux pourceaux, elle ne repose sur aucune base : il est cependant possible que des cadavres d'enfants pauvres, insuffisamment enterrés, aient pu être dévorés par des cochons errants. Mais ce sont là des faits isolés et sans valeur philosophique.

# XLI

# LITTÉRATURE MÉDICALE

## Voltaire malade

J'estime que les études médico-littéraires sont d'autant plus à encourager aujourd'hui que l'enseignement de la littérature perd, chaque jour, du terrain. L'art médical et l'art littéraire sont frères et se tiennent la main. Nous voudrions, de même qu'il y a des éditions d'auteurs à l'usage des érudits, voir annotées, à l'usage de l'enseignement médical, les œuvres de tous ceux qui représentent la gloire littéraire aux divers âges : Aristote, Homère, Cicéron, Lucrèce, Montaigne, Victor Hugo ! Quel féconds sujets d'études, pour les rares cerveaux qui savent cumuler les connaissances médicales avec l'amour et le culte des belles-lettres ! Et quelle diversion instructive aux infernales misères de notre profession, que la lecture de ces écrivains illustres, enrichis, à chaque page, d'argumentations critiques, par une plume médicale compétente !

Voltaire a tenté, à ce point de vue, le D<sup>r</sup> Rattel.
Tous les écrivains du dix-huitième siècle, le père du
nôtre, sont, d'ailleurs, aussi curieux à étudier, pour
le médecin, que l'homme *aux cent génies* de Frédéric II. C'est surtout dans la vaste correspondance
de Voltaire que fourmillent les aperçus variés de
cet esprit à la fois primesautier et encyclopédique au
premier chef. Les lettres de Voltaire sont pleines
d'intéressants détails sur son organisme délicat, ses
infirmités, ses innombrables souffrances ; constamment,
il disserte sur sa santé : c'est sa véritable manie.
Dès 1739, il se déclare agonisant ; heureusement pour
la France, cette prétendue agonie dura quarante ans :
quarante ans semés sans trève de travaux admirables,
de chefs-d'œuvre dans tous les genres.

Les plaintes que Voltaire pousse constamment sur
sa santé étaient, peut-être aussi, à dessein exagérées,
afin de décourager, ainsi, les poursuites de ses nombreux ennemis. Toutefois, son organisation était très
frèle. Comme Horace, il était sujet à des ophtalmies
superficielles et à répétition ; il avait, fréquemment,
des orgelets, une chronique irritation des bords ciliaires
palpébraux. C'est pour cela qu'il signe ses lettres
« Voltaire Quinze-Vingts », « l'Aveugle des Alpes »,
qu'il écrit à Dimilaville · « Frère Voltaire a bien mal
aux yeux ; mais il les a perdus avec Corneille, et
cela le console ». Le D<sup>r</sup> Tronchin lui prescrit une

pommade au sublimé ; mais il préfère l'eau de Lausanne (un remède de bonne femme quelconque).

Voltaire souffrait, habituellement aussi, de maux d'estomac et d'entrailles ; ces coliques, dont il se plaint constamment, ne les doit-il pas en partie, cher confrère Rattel, aux purgatifs de tout genre dont il fait le plus étrange abus : pilules de Stahl, rhubarbe, casse, marmelade de Tronchin, lavements de savon, etc...? On aurait des coliques à moins.

Dans sa vie, Arouet souffrit de trois maladies graves : la variole, dont il a décrit minutieusement l'observation dans une lettre au baron de Breteuil ; le scorbut, dont il fut atteint, en Prusse, à la cour de Frédéric II ; enfin, il eut une maladie, difficile à déterminer, des voies urinaires, mais qui semble être une néphrite. C'est probablement à cette dernière affection qu'il succomba, à quatre-vingt-trois ans ; à moins d'admettre, avec M<sup>me</sup> du Deffand, qu'il soit mort « d'un excès d'opium pris pour calmer les douleurs de sa strangurie : et d'un excès de gloire qui a trop secoué sa faible machine ».

Voltaire disait : « Don Quichotte n'avait pas lu plus de livres de chevalerie que j'en ai lu de médecine. » Nul plus que lui, peut-être, n'estima, selon le vieux mot d'Ambroise Paré, « que tant plus notre bonne science est cogneue, tant plus elle est aimée et mérite de l'être ». Pour Voltaire, il y a un *art de la médecine*, dont l'homme supérieur connaît les finesses : *mais dans tout art, il y a des Virgiles et des Mœvius.* Il observe aussi que les maux qui nous affligent sont aussi différents que les traits de nos visages ; et, comme dit le grand Corneille :

> Que souvent l'un se perd où l'autre s'est sauvé,
> **Et par où l'un périt, un autre est conservé.**

Très observateur, Voltaire pensait, sans doute, avec l'empereur Tibère que, si un homme ne sait pas, à trente ans, ce qu'il doit faire pour se bien porter, et s'il a besoin d'un médecin pour lui tracer son régime, il est indigne de vivre. Dès la fleur de l'âge, il se soigne lui-même avec amour ; le 27 mai 1717, il nage dans la joie parce qu'il vient d'apprendre « qu'il existe en Angleterre une machine pour prendre un lavement, qui est un chef-d'œuvre de l'art, et que l'on peut loger dans son gousset ». Il va demander plusieurs fois à la puissance des eaux minérales (Forges, Plombières) le rétablissement de sa santé. Il garde, toute sa vie, une grande sobriété dans le boire et le manger. Il déteste les sauces savantes, le hàchis, le pigeon, le pain sans croûte ; il boit un demi-setier de vin de Corton à chaque repas ; il aime surtout les potages, les œufs, le chocolat et le café avec de la crème ; il adore les lentilles, et remercie ceux qui lui en envoient, chaleureusement, en prose et en vers.

Voltaire était très frileux ; été comme hiver, sa cheminée était un « véritable incendie de Troie ». Dans sa vieillesse, ayant peur de mourir de froid, il gardait le lit jusqu'à cinq ou six heures du soir, et ne se levait que pour manger avec ses hôtes : car le grand homme daignait inviter à son souper, nous dit Bachaumont, tous les étrangers qui se trouvaient au château.

Rattel cite au long deux lettres curieuses, où Arouet donne à M^me du Deffand une consultation qu'elle lui demande sur sa santé, et où il préconise les *minoratifs* (casse, rhubarbe), purges domestiques, contre l'opiniâtre constipation. L'étude se termine par des extraits de Voltaire sur la peste, l'origine de la syphilis, et surtout l'inoculation de la petite vérole. On sait que Voltaire fut l'ardent propagateur de cette méthode, et qu'il peut être considéré comme le pré-curseur de Jenner dans la prévention du plus redou-table fléau des siècles derniers.

# XLII

# GÉANTS ET NAINS

Le géant, être anormal s'il en fut, ne possède jamais l'harmonie de structure de l'homme ordinaire. Son squelette est déformé, sa musculature imparfaite ; et jamais, chez lui, la vigueur physique n'est en rapport avec l'excessif développement du système osseux. En d'autres termes, *les géants sont des rachitiques*. Le géantisme dérive d'une nutrition exagérée des os qui s'allongent à l'infini, pour ainsi dire, jusqu'au moment où l'épiphyse, cette partie articulaire des os longs, vient se souder définitivement au corps de l'os, c'est-à-dire à la diaphyse.

L'aberration nutritive du système osseux est donc capable de créer le géantisme, comme elle crée le nanisme. Les géants sont des monstres par excès (*macrosomie*) ; les nains sont des monstres par défaut (*microsomie*). Mais, nains et géants s'éloignent du type normal par suite d'un état pathologique spécial du système osseux.

Les cas de géantisme sont purement individuels, accidentels. Il n'y a pas de *races de géants*, pas plus qu'il n'existe de races de nains. Entre les Patagons et les Boschimans, qui forment les deux extrèmes de la taille dans la famille humaine, il n'y a guère, comme moyenne, qu'une quarantaine de centimètres de différence. L'hérédité ethnique a évidemment sa part dans la production des géants : il le faut bien, puisque l'hérédité individuelle n'en a aucune. Les géants, en effet, vivent peu et sont presque toujours impuissants et stériles. Si, du reste (comme on le répète volontiers), il avait existé jadis des hommes gigantesques ; si Encelade, Polyphème et Goliath n'appartenaient point au domaine de la fable, ne retrouverait-on pas, parmi les reliques préhistoriques que découvre chaque jour la paléontologie, les ossements volumineux de ces êtres ? On en a trouvé de bien curieux échantillons ; mais, en fait de squelettes d'une stature colossale, tous furent toujours reconnus comme appartenant à des espèces animales modifiées ou disparues.

Non, les géants n'ont jamais existé que comme des produits monstrueux accidentels. Et l'on peut ajouter, sans crainte, la science en possédant les preuves : Non, *la taille humaine n'a pas décru...*

Les nains, bien moins rares que les géants, sont

généralement de pauvres êtres, rachitiques et déformés. Vieillis et cassés avant l'âge, ils ne font (c'est vraiment le cas de le dire) jamais *de bien vieux os*. Ils constituent également des erreurs de la nature, que l'on ne rencontre qu'à titre purement accidentel. Il n'y a donc pas, comme on l'a prétendu, de races de nains, et Pygmées et Mirmidons sont de la race des héros de Gulliver, c'est-à-dire des produits de l'imagination pure.

Les nains sont généralement très mal conformés, et si leurs os sont si courts, c'est, la plupart du temps, parce qu'ils sont courbés et tordus. On a vu des nains qui n'avaient que 40 centimètres de taille. Ils étaient autrefois intimement liés à la vie des cours, surtout dans les pays latins, ainsi qu'en témoignerait (à défaut de la littérature) la peinture historique de nos musées. Souvent mariés entre eux par les monstrueux caprices des souverains, les nains sont incapables de faire souche ; rarement puissants, ils sont toujours inféconds. Chacun connaît le mariage de nains, solennellement effectué à la cour de Russie par Pierre le Grand, dont la passion pour ces monstres n'avait d'égale que celle du Grand Frédéric pour les géants.

La formation des nains n'a pas lieu à la même époque de la vie que celle des géants. Tandis que, chez ces derniers, elle se manifeste le plus souvent d'une manière tardive, elle est précoce, embryonnaire même, pour les nains. Les causes déterminantes du géantisme sont, d'ailleurs, bien plus obscures que celles du nanisme, qui semble dû, à peu près certainement, à un trouble dans la nutrition de l'œuf humain. Il existe, à cet égard, dans la science, deux expériences fort intéressantes, l'une d'Isidore Geoffroy-Saint-Hilaire et l'autre de M. Dareste. Geoffroy-Saint-Hilaire secouait des œufs de poule dans le sens de leur axe, et les plaçait ensuite dans la couvée, sous la mère. Il voyait sortir de ces œufs secoués, des poulets nains. Quand à M. Dareste, il a démontré qu'un œuf de poule soumis durant la première période du développement de l'embryon à une température d'incubation artificielle exagérée, donne constamment naissance à des produits nains.

Il est assez difficile d'appliquer à l'espèce humaine ces données de la science embryogénique. Et pourtant, il paraît certain que, sous le Bas-Empire et pendant la longue nuit du moyen-âge (*mille ans d'inhumanité*, comme l'a défini notre Michelet), il existait des *fabriques de nains*, où des industriels produisaient, à peu près à volonté, ces tristes êtres, rabougris échantillons de l'*homo sapiens* (ordre des primates), que s'arrachaient, ensuite les nobles et les rois. Si vous parcourez les musées d'Europe, vous verrez, d'ailleurs, un grand nombre de tableaux où sont représentés des nains : Velasquez, Ribéra, Rubens, Holbein, van Dyck ont peint volontiers, sous les traits ordinaires de la méchanceté sournoise, ces bouffons infirmes, qui méritent, je crois, pour le médecin philosophe, une courte étude.

XLIII

# LES FOUS DE L'ANCIEN RÉGIME

———

Les bouffons de nos anciens rois offraient le plus souvent un bizarre alliage de raison et de folie. Rachitiques et scrofuleux au physique, les fous présentaient des degrés variables d'excentricité mentale, et une sorte de mobilité capricieuse spéciale de la pensée, qui les rendaient parfois drôles et amusants. L'absence ordinaire de tout sens moral et une tendance marquée à la perversité faisaient également de ces êtres irresponsables des instruments fort dangereux entre les mains intelligentes de leurs maîtres (1).

Parfois, les fous des rois étaient des *imbéciles* ou des *monstres*. Le fou de Jacques IV d'Ecosse était un monstre double, dont l'un des deux êtres était beau, spirituel, intelligent, excellent musicien; l'autre,

(1) Voir Dr Paul Moreau : Fous et Bouffons (J.-B. Baillière), éd.

lourd, idiot, ivrogne, finit par tuer son frère, en mourant lui-même alcoolique. Car il est remarquable, dans les cas de monstres doubles, que lorsque l'un des deux êtres est mortellement atteint, c'est l'autre, *le bien portant*, qui meurt le premier (exemples des frères siamois, de Ritta-Christina, etc.).

Le regretté bibliophile Jacob nous a naguère, dans un ouvrage très étudié, décrit les bouffons de cour et ce qu'il nomme leurs *dynasties*. Ornés du capuchon pointu à oreilles d'âne, habillés d'une jaquette verte et jaune, et portant comme sceptre la marotte : tels se montraient les bouffons, dont l'art du moyen âge nous a transmis de si curieuses représentations. Le docteur Moreau nous initie à la fabrication des nains artificiels. Une nourriture spéciale, insuffisante, jointe à la réclusion dans une boîte étroite, et agrémentée de diverses pratiques bizarres, formaient les bases du traitement. Les nains existaient déjà à la cour des anciens Egyptiens et des Persans ; ils furent transmis aux Grecs et aux Romains (nains de Tibère, de Constantin, etc.) en même temps que les autres mœurs de l'Orient. Plus tard, Attila continue la tradition, avec son nain maure Zercon, bancal et sans nez, dont Amédée Thierry nous a rapporté la vie, dans sa remarquable *Histoire d'Attila*.

En 1566, le cardinal Vituli fait servir un jour ses trente-quatre invités par trente-quatre rachitiques de cette espèce. En France, ce fut Catherine de Médicis qui manifesta le goût le plus marqué pour les nains, et de ce goût, héritèrent ses fils Henri III, François II et Charles IX. En 1578, Catherine possédait cinq nains : Martin, Rodomont, Pelavine, Majoski et Mandrecart. Henri IV en eut trois; Louis XIII en eut un célèbre, nommé Geoffroy. Ce fut Louis XIV qui, en 1662, supprima la charge et le titre de *nain du roi*. Dans les cours d'Espagne, de Bavière, d'Angleterre et de Russie, les nains furent également fort en honneur.

Le nain du roi Stanislas, Nicolas Ferry, dit Bébé, est un des spécimens les plus curieux de la race. Son squelette est au Muséum et sa représentation en cire est au musée Orfila : ce qui n'empêche pas son mausolée d'exister à l'église des Minimes de Lunéville, où Leczinski lui fit faire de magnifiques funérailles.

De nos jours, nous avons vu également quelques nains curieux : Stratton, dit *Tom Pouce*, présenté en 1845 à la cour de Louis-Philippe. Ce fut le même qui remplit, en 1863, à la Gaîté, le rôle du *Petit Poucet* : il est mort très âgé, en Amérique, il y a cinq ans; nous citerons aussi la princesse Félicie, le général Tiny, et surtout les *American Midgets*, qui eurent un si grand succès d'exhibition, dernièrement. Succès mérité, assurément; car le *général* Mite et miss Millie-Edwards ne présentent, à vrai dire, aucune difformité choquante, aucune trace apparente de rachitiisme, comme les nains en présentent tous.

Les géants furent aussi très recherchés dans certaines cours. Le grand Frédéric avait un régiment dont le plus petit homme avait plus de 2 mètres et quart de hauteur. Voltaire nous apprend que les recrues de ce régiment coûtaient horriblement cher au grand roi de Prusse.

Pour en revenir aux bouffons, le Dr Moreau nous décrit l'histoire des plus célèbres d'entre eux, en commençant par Esope le Phrygien, l'immortel fabuliste, et le plus spirituel rachitique qu'ait jamais produit l'humanité. Il nous rappelle ensuite la sentence du *fol parisien*, consulté par Panurge, pour « ung facquin qui mangeoyt son pain à la fumée du roust, en la roustisserie du Petit Chastelet », et finissant par répondre que « civilement il ha payé le roustisseur au son de son argent ». Après avoir esquissé les vies des bouffons de Charles V, de Charles VI, de Louis XI, de Charles VII et de Charles VIII, M. Moreau nous parle longuement de Caillette, le fou de Louis XII, et de Nicolas Ferrial, dit *Triboulet*. Triboulet, né aux environs de Blois, n'était, si l'on en croit Bernier, qu'un pauvre hébété, un imbécile; au rapport de Jean Marot, le père de Clément Marot :

> Triboulet fut un fol, de le teste écorné,
> Aussi saige à trente ans que le jour qu'il fut né.

Il ne méritait nullement que notre grand Hugo, en le poétisant, rendit son nom immortel. A Triboulet, succéda Brusquet, qui était, lui, d'un esprit fin et délicat ; puis Thony, Sibilot, Mathurine, Chicot (portraicturé par Alexandre Dumas dans la *Dame de Montsoreau*) ; Maître Guillaume, Angeulevant, et enfin Angély, le dernier bouffon en titre d'office, qui avait cette qualité sous Louis XIV. Parmi tous ces fous de rois, il en fut qui, par leur grande influence, intercédèrent, souvent avec bonheur, en faveur de malheureux faussement condamnés. D'autres, tels que Brusquet, l'Angély, furent d'habiles simulateurs, qui, par leur roublardise et leurs instincts intéressés, finirent par acquérir des richesses considérables.

L'histoire anecdotique fourmille de traits amusants à l'actif de ces toqués personnages. En voici un exemple : nous le choisissons parce qu'il concourt à la défense de notre profession.

« Le duc de Ferrare avait son fou en titre. Un jour d'ennui sans doute, il l'interpelle ainsi :

— Voyons, dis-moi, toi qui sais tout, quelle est la profession la plus répandue dans mes États ?

Le fou, sans hésiter, de répondre :

— Eh ! mon cousin, mais ce sont les médecins qui sont les plus nombreux.

— Décidément, dit le duc, je vois que tu es fou, archifou et non sage.

— Cousin, à demain, sans tarder, je prouverai mon dire.

Le lendemain, en effet, notre prince voit revenir son bouffon, la tête emmaillotée et geignant à fendre l'âme.

— Pardieu ! qu'as-tu ?

— Ah ! mon cousin ! les dents me branlent, j'en souffre comme un damné.

— Pour si peu ! mais t'en guérir c'est chose bien facile, et voici, je crois, un remède qui te peut réussir : tu n'as qu'à...

— Ah ! sire, n'achevez pas, je le disais bien. Et retirant son mouchoir :

— Jusqu'à vous, dans Ferrare, *chacun est médecin*; depuis les portes du Palais, jusqu'ici, *tous m'ont voulu guérir*. »

Les bouffons de nos anciens rois étaient, on le voit, des déséquilibrés, très intelligents, utilisés surtout contre les ennuis des grandeurs.

Si Dieu a (comme quelques-uns persistent encore à le croire) créé le monde, peut-être a-t-il créé aussi les vrais fous pour se donner la comédie !

LIV

# EDGAR POË MÉDECIN

Edgar Poë, ce poète morbide, ce conteur halluciné, « cet écrivain des nerfs », comme l'appelle Ch. Baudelaire, son immortel traducteur, Edgar Poë n'est pas seulement le romancier magique, le représentant le plus illustre de la littérature des Etats-Unis, « cette grande barbarie éclairée au gaz » ; c'est aussi un savant physiologiste, un observateur habile de la nature humaine bien portante et malade ; un cerveau pour lequel les phénomènes biologiques semblent n'avoir eu aucun secret.

Comment Poë avait-il acquis des connaissances médicales ? Comment cette sorte de lypémaniaque alcoolique, fuyant sans cesse la société des hommes qu'il appelait « une cohue de misérables » et cherchant dans l'eau-de-vie un refuge ou mieux un mode de suicide ; comment ce grand homme put-il s'instruire et étaler dans ses œuvres un ensemble de faits scientifiques aussi remarquable pour son temps?

La réponse à cette question ne nous est point facile ; nous n'avons trouvé, comme indication biographique notable, que la grande aptitude que Poë avait manifestée dans sa jeunesse pour les sciences physiques. Mais il est probable, qu'il dut compléter ces études de jeunesse, et non seulement travailler sur les livres auxquels il fait parfois allusion, mais encore s'exercer dans le champ si fécond de l'observation pratique. Quoi qu'il en soit, Poë est un profond analyste et un médecin érudit. Son *Double Assassinat dans la rue Morgue* fourmille de détails techniques et semble écrit par un homme de métier ; il brille par une admirable logique de déduction et constitue un vrai modèle d'enquête médico-judiciaire.

On retrouvera dans le *Mystère de Marie Roget* des qualités analogues ; l'état du cadavre, les dépositions des experts, la physiologie si délicate de la mort par submersion, sont décrits de main de maître ; on croirait toutes ces pages détachées d'un livre de médecine légale. Ce cachet d'exactitude scientifique se manifestera encore dans la *Petite Discussion avec une momie*, où l'auteur entrera dans des détails anatomiques (muscle temporal, tunique albuginée, *os sesamoideum pollicis pedis, abductor, etc.*), et exposera, pour ainsi dire tous les détails de cuisine de l'embaumement (procédés par l'asphalte et par le sublimé corrosif).

Dans la *Conversation d'Eiros avec Charmion*, il nous initiera exactement à la composition de l'air, formé de 21 d'oxygène et de 79 d'azote; il expliquera scientifiquement le rôle de ce dernier corps simple dans la composition de l'atmosphère ; l'azote sert à délayer, si l'on peut dire, l'oxygène, et à modérer son pouvoir comburant. La fin du monde arrive, dans l'*Histoire extraordinaire* dont nous parlons parce que « l'oxygène, principe de combustion et véhicule de la chaleur, est en excès anormal dans l'air. Les hommes soudainement ressentent une terrible sensation de douleur, une constriction rigoureuse de la poitrine et des poumons, une insupportable sécheresse de la peau... Une totale extraction de l'azote avait produit la combustion irrésistible, dévorante, toute-puissante, immédiate. Le sang rouge bondissait tumultueusement dans ses étroits canaux. Un furieux délire s'empara de tous les hommes, et, es bras raidis vers les cieux menaçants, ils tremblaient et jetaient de grands cris... Ainsi finirent toutes choses. »

Edgard Poë semble parfois faire montre avec une certaine coquetterie de sa très réelle érudition. Dans l'*Aventure sans pareille d'un certain Hans Pjaal*, il déploie de grandes connaissances en astronomie, en physique et en chimie, et décrit avec précision l'action de de l'aérostation sur l'organisme. Il est difficile, d'ailleurs, de ne pas voir, dans cette *histoire*, l'embryon du roman scientifique, exploité de nos jours, avec tant de talent, par Jules Verne.

« Nul mieux que Poë, écrit Baudelaire, n'a raconté avec plus de magie l'hallucination, laissant d'abord place au doute , bientôt convaincue et raisonneuse comme un livre; l'absurde s'installant dans l'intelligence et la gouvernant avec une épouvantable logique; l'hystérie usurpant la place de la volonté ; la contradiction établie entre les nerfs et l'esprit ; et l'homme, désaccordé, au point d'exprimer la douleur par le rire. » Lisez à l'appui de ce jugement le por-trait de ce Roderick Usher, ce névropathe doué d'une acuité morbide des sens, cet halluciné qui croit (ce que prouvera plus tard Darwin) à la sensitivité des végétaux, ce fou hypéresthésié, que les odeurs suffoquent, que la lumière éblouit, que les sons étourdissent ; voyez les remarques de Poë sur la faculté de combinaison ou constructivité, cette faculté d'ordre inférieur, puisqu'elle paraît dans des êtres dont l'intelligence est limitrophe de l'idiotie; ses observations sur le langage des fous « qui, pour incohérent qu'il soit dans les paroles, est toujours syllabisé. »

Il décrira plus vivement encore l'alcoolisme et ses symptômes, les bourdonnements d'oreilles qui précèdent la forme comateuse de l'ivresse; le parler guttural et rude « parfaitement balancé et modulé, que l'on observe chez le parfait ivrogne pendant les périodes de sa plus intense excitation. » Il connaît

par expérience les effets désastreux de ce brûlant
poison, lui dont l'haleine alcoolisée (comme le dit un
de ses biographes), aurait pris feu à la flamme d'une
chandelle; témoin cette exclamation douloureuse qu'il
exhale dans le *Chat noir* : « Mon mal m'envahissait
de plus en plus ; *car quel mal est comparable à
l'alcool* ? »

Edgar Poë avait, croyons-nous, non-seulement des
connaissances en médecine, mais probablement aussi
des médecins parmi ses amitiés particulières. Cela
nous explique bien des allusions intimes, telles que
l'amusante histoire qu'il raconte du célèbre physiologiste et chirurgien Abernethy : « Une fois, un certain
riche, fort avare, conçut le dessein de soutirer à
Abernethy une consultation médicale. Dans ce but, il
entama avec lui, au milieu d'une société, une conversation ordinaire, à travers laquelle il insinua au
médecin son propre cas, comme celui d'un individu
imaginaire : — Nous supposerons, dit l'avare, que les
symptômes sont tels et tels ; maintenant, docteur, que
lui conseilleriez-vous de prendre? — Que prendre?
dit Abernethy — mais, prendre conseil, à coup sûr... »

Pour être convaincu de la réalité de ces influences
particulières sur le génie d'Edgar Poë, il suffit de
lire cette conception délirante intitulée : *la Vérité sur
le cas de M. Valdemar.* C'est l'histoire fantastique
d'un phtisique magnétisé *in articulo mortis,* et qui,
après avoir sept ou huit mois vécu dans un état de

catalepsie magnétique, est réveillé tout d'un coup par les *passes* accoutumées. Non-seulement Valdemar mourut sur le champ après son réveil, mais « il se déroba d'un seul coup, s'émietta, se pourrit absolument sous les mains... Sur le lit, devant tous les témoins, gisait une masse dégoûtante et quasi-liquide, une abominable putréfaction ». Nous ne nous appesantirons pas sur l'idée plus que bizarre mise en œuvre dans ce conte extraordinaire, mais nous ferons remarquer, dans les détails, une vérité médicale absolument saisissante. Lisez cette description des derniers moments d'un phthisique : « Je ne l'avais pas vu depuis dix jours, et je fus effrayé de la terrible altération que ce court intervalle avait produite en lui... Sa face était d'une couleur de plomb, ses yeux étaient entièrement éteints, et l'amaigrissement était si remarquable que les pommettes avaient crevé la peau. L'expectoration était excessive, le pouls à peine sensible. Il conservait néanmoins, d'une manière fort singulière, toutes ses forces spirituelles et une certaine quantité de force physique... »

Ecoutez maintenant la description technique de la maladie, et dites-nous comment le poète américain, à l'époque surtout où il écrivait ces lignes, a pu faire pour embrasser aussi fidèlement les détails de la phtisie à forme scléreuse ou interstitielle : « Le poumon gauche était depuis dix-huit mois dans un état semi-osseux ou cartilagineux, et conséquemment tout à fait impropre à toute fonction vitale. Le droit, dans sa région supérieure, s'était aussi ossifié, sinon en totalité, du moins partiellement, pendant que la partie inférieure n'était plus qu'une masse de tubercules purulents, se pénétrant les uns les autres. Il existait plusieurs perforations profondes, et, en un certain point, il y avait adhérence permanente des côtes. Ces phénomènes du lobe droit étaient de date comparativement récente. L'ossification avait marché avec une rapidité très insolite ; un mois auparavant, on n'en découvrait encore aucun symptôme, et l'adhérence n'avait été remarquée que dans ces trois derniers jours. Indépendamment de la phthisie, on soupçonnait un anévrisme de l'aorte, mais, sur ce point, les phénomènes d'ossification rendaient impossible tout diagnostic exact... »

Dans une autre de ses histoires, Poë aura en vue une forme toute différente de la même maladie, lorsqu'il parlera de M. Vankirk, phtisique avancé, qui souffrait de douleurs vives dans la région du cœur, respirait très difficilement et avait tous les symptômes de l'asthme. (*Révél. magn.*)

Il ne faudrait pas croire, par ces quelques citations, que l'auteur du *Corbeau* ne soit qu'un écrivain (comme il y en a beaucoup) étalant *par pose* des connaissances techniques empruntées à des sources savantes. Il laisse toujours percer l'originalité de son érudition, et imprime partout la griffe de son génie.

Il résumera d'un mot les effets psychiques de l'opium :
« L'opium revêt tout le monde extérieur d'une intensité d'intérêt. » Il observera très finement la physiologie si difficile du rêve : « Quand quelqu'un rêve,
dit-il, et que dans son rêve il soupçonne qu'il rêve,
le soupçon ne manque jamais de se confirmer, et le
pormeur est presque immédiatement réveillé. »

Il décrira d'une façon charmante et vraiment observée les dispositions physiques et morales du retour
à la santé, et ce gai rajeunissement de la convalescence : « J'étais alors convalescent, et, la force me
revenant, je me trouvais dans une de ces heureuses
dispositions qui sont précisément le contraire de
l'ennui ; dispositions où l'appétence morale est mer-
veilleusement aiguisée, où l'esprit électrisé dépasse
aussi prodigieusement sa puissance journalière, que la
raison ardente et naïve de Leibnitz l'emporte sur la
froide et molle rhétorique de Gorgias. Respirer seulement. c'était une jouissance... » (E. Poë, *L'Homme
des foules*).

Dans les *Aventures de sir Arthur Gordon Pym*,
il nous fera toucher du doigt les horribles tortures
de la soif et peindra sur le vif les horreurs gra-
duées et progressives de la famine.

Enfin, il connaissait fort bien l'hygiène, celui qui
a écrit. dans *le Domaine d'Arnheim,* cette phrase si
vraie : « La principale condition de félicité est le libre

exercice en plein air ; la santé qu'on peut obtenir par d'autres moyens est à peine digne de ce nom. » Malheureusement, celui qui écrivait ainsi appartenait à l'école si nombreuse du *video meliora proboque* !...

# LV

# LE MONDE SAVANT

———

Victor Meunier a publié, sous le titre inoffensif de *Scènes et types du monde savant*, la critique la plus amère, et malheureusement la plus justifiée, de la science officielle française, telle qu'elle se trouve hiérarchisée, fonctionnarisée, bureaucratisée, sous la tyrannie autoritaire, étroite, de l'Institut. Ce que disait, si justement, Peter, à propos des travaux de Pasteur sur la rage, peut s'appliquer, en effet, à toutes les questions discutées journellement par notre Académie des sciences : « Cette Académie est absolument incompétente. Elle se compose des plus savants hommes du monde, mais les plus ignorants en médecine : cinq géomètres, six mécaniciens, six astronomes, cinq navigateurs, cinq physiciens, six chimistes, sept minéralogistes, six botanistes, six agronomes, cinq anatomistes, six médecins ou chirurgiens. Par conséquent, sur 63 membres, 57 incompétents ! »

C'est, comme l'a dit Tyndall, une « Académie de fonctionnaires », qui expulse le grand Carnot pour plaire au premier consul, comme elle admettra, plus tard, le maréchal Vaillant, pour être agréable à Napoléon III. C'est par l'avarice et la vanité, par les grasses sinécures et les honneurs, que les gouvernements, quels qu'ils soient, tiennent ceux qui ont la direction *officielle* de la science française : ces derniers en abusent pour faire leurs affaires, pour exploiter et étouffer les jeunes travailleurs; pour opprimer toute idée nouvelle qu'ils désapprouvent. L'opinion de Victor Meunier est vraie, hélas ! à de rares exceptions près...

Aussi la science française est-elle, depuis longtemps déjà, en décadence : il faut avoir le courage de l'avouer. Les grandes découvertes scientifiques de la seconde moitié du dix-neuvième siècle ont été faites par des étrangers : Helmholtz, Agassiz, Darwin, Tyndall, Mayer (conservation de la force), Kirchhoff (analyse spectrale), Morton (anthropologie), etc., etc. Les Allemands sont nos maîtres actuels, non seulement par les armes, mais en géologie, botanique, physiologie, histologie, chimie, astronomie, etc.. Vingt-six universités jouissent, chez nos voisins, d ᵛitalité intellectuelle et d'une autonomie scienti ⸱- rables. Pendant que l'on voit, chez nou auditeurs seulement à certains cours du M⸱ collège de France et de la Sorbonne, l'Allema⸱

pare, peu à peu, le centre du mouvement et de la vie scientifiques. Les savants allemands ne se préoccupent jamais des opinions sociales et des avantages extérieurs : libres d'entraves, ils n'ont, ordinairement, pour cultes, que la vérité et la lumière ; ils ne s'éternisent pas dans des chaires entourées de vides ; ils ne sont pas étriqués par des programmes universitaires étroits, ni maintenus dans les limites des méthodes, des livres et de l'outillage officiels, comme chez nous.

La preuve la plus éclatante que notre pauvre science française ait pu donner, dit M. Emery, « c'est de n'avoir pas succombé à cette odieuse tyrannie, plus que séculaire ». Le mouvement scientifique n'a pas besoin d'une Compagnie de Jésus pour le diriger : l'oppression et la centralisation le tuent ; les questions de *coterie*, de boutique et de vassalité l'enterrent.

Victor Meunier rapporte une foule de *gaffes* célèbres, à l'actif des académiciens : Darwin, invité par l'un d'eux à *renoncer à ses idées* (!), s'il voulait être élu membre de l'Institut de France ; Elie de Beaumont, niant l'homme fossile, contre toute évidence ; Pouillet, se prononçant contre la télégraphie électrique ; J.-B. Dumas plaçant Napoléon III au nombre des grands électriciens ; le bon M. Bouillauz « *ne coupant pas dans* » le phonographe, qu'il nomme une illusion d'acoustique ; le non-moins bon M. Babinet, déclarant impossible le câble transatlantique ;

Velpeau traitant de *chimère* l'opération chirurgicale sans douleur ; Charles Robin appelant *jongleries* les découvertes métallothérapiques de Burq... La liste complète serait longue !

Celle des injustices commises par notre grand corps savant le serait encore plus : c'est l'illustre Gratiolet, savant anatomiste. écrivain et orateur éminent, mort dans la misère, à l'âge de quarante-huit ans, victime de l'oligarchie égoïste et jalouse de l'Académie. C'est Auguste Laurent, ce hardi novateur en chimie, tué, à quarante-six ans, par un des votes monstrueusement injustes de ce corps savant ; c'est J.-T. Silbermann, l'immortel inventeur de la galvanoplastie... Ce sont Boutigny, Réveil, Jules Guérin, dont les échecs académiques sont autant de hontes irréparables. Nous pourrions ajouter aussi Davaine, cet infatigable pionnier de la science biologique, — Davaine, dont la famille vient de réunir pieusement les travaux épars. L'éminent savant se vit **préférer** Paul Bert, dont les titres scientifiques étaient infiniment moindres : et cette flagrante injustice ne contribua pas peu à hâter sa fin.

Un monstrueux cumul, qui fait titulaires de plu. sieurs professorats et détenteurs d'une foule de fonctions, certains vieillards qui ne sont plus, depuis longtemps, à la hauteur de la science ; un népotisme effréné, fait pour décourager sans trêve les savants modestes, qui voient distribuer aux fils des prix de 6,000 francs... dont les programmes ont été élaborés par leurs pères : voilà l'Académie des sciences, peinte par elle-même; voilà les véritables causes de notre décadence scientifique, qui ne nous permet plus que des *découvertes administratives*, selon la jolie expression de M. Le Verrier, qui s'y connaissait !

Quel remède apporter à toutes ces tristesses? V. Meunier pense, avec raison, qu'on ne saurait chercher la régénération de l'Institut ailleurs que dans le renouvellement de son principe. Il demande (ce que Marat, croyons-nous, réclamait de la Convention) *que la science soit mise en république démocratique et fédérative.* C'est seulement de cette manière que notre Olympe scientifique peut redevenir ce qu'il n'est plus (s'il l'a jamais été) : le premier corps savant du monde. La revision de cette oligarchie centralisée qui régente la science consisterait essentiellement à organiser, sous l'œil de l'Etat, des groupes régionaux indépendants et autonomes, mais unis et solidaires par la réunion annuelle de leurs délégués à Paris. Suffrage universel et publicité partout : davantage de sincérité et moins de dénis de justice et de favoritisme; discussions à ciel ouvert; publication régulière des comptes financiers; suppression, enfin, de tous ces comités secrets « où les meilleures causes courent les mêmes risques que les honnêtes gens dans le secret des bois » : Voilà, croyons-nous, les principales améliorations immédiates qu'accomplirait la réforme projetée, entrevue déjà par nos pères de la Révolution.

Oui, la revision scientifique s'impose, en France, au moins autant que la revision politique et sociale, dont elle n'est, d'ailleurs, qu'un épisode.

LVI

# LA MORT DES ROIS DE FRANCE

———

Dans *La Mort des rois de France,* M. Corlieu s'efforce, comme dans ses autres livres, de déraciner l'anecdote, ce « chiendent de l'histoire ». Et je vous assure que le *chiendent* ne manque pas, lorsqu'il s'agit de débrouiller les causes de trépas, rapide ou prématuré, des grands de la terre !

Commençons par François Ier. La légende veut qu'il ait succombé à des accidents syphilitiques, qui lui auraient été communiqués par la belle Ferronnière, infectée elle-même par son mari, qui aurait voulu venger ainsi son honneur et punir le roi galant et adultère ! M. Corlieu démolit, pièce à pièce, cette dramatique légende, et démontre que François Ier succomba, âgé de cinquante-deux ans, aux suites d'un abcès du périnée sans aucun rapport avec la syphilis. Cela ne veut pas dire qu'il n'ait point con-

tracté ce mal, alors si répandu : du moins avait-il
fait, pour cela, tout ce qui était en son pouvoir...

Henri II périt, accidentellement, d'un coup de
lance, reçu dans un tournoi : l'œil gauche ayant été
atteint, des accidents cérébraux se déclarèrent, auxquels il survécut onze jours. Ambroise Paré nous a
conservé tous les détails de cet événement sinistre,
qui fit mourir Henri à quarante et un ans.

François II, marié à seize ans avec Marie Stuart,
succomba à dix-sept ans, à une carie du rocher, avec
épanchement cérébral, consécutif à une otite purulente, de nature évidemment scrofuleuse.

Charles IX mourut phtisique à l'âge de vingt-quatre
ans. Sa maladie paraît avoir été sérieusement aggra-
vée par le remords des massacres de la Saint-Barthé-
lemy. Quant aux fameuses « sueurs de sang » dont
il souffrit, au rapport de d'Aubigné, ce furent des
éruptions de *purpura hœmorragica*, éruptions qui
sont loin d'être rares, d'ailleurs, chez les tuberculeux
avancés.

Henri III, connu surtout par ses débauches avec
les « mignons », fut assassiné, à l'âge de trente-huit
ans, par le dominicain Jacques Clément, qui lui porta
un coup de couteau au bas-ventre, « le roy estant
sur sa chayse d'affaires ». Deux heures après sa blessure, Henri III écrivait à la reine une longue lettre
où il disait : « Grâce à Dieu, ce n'est rien et j'espère conserver ma santé, tant par le sentiment que

l'en ay moi-mesme, que par l'asseurance que m'en ont donnée médecins et chirurgiens, etc... » Les chirurgiens avaient, en effet, annoncé que le roi monterait à cheval au bout de dix jours. Dix-huit heures après, il succombait à une péritonite sur-aiguë, et l'autopsie démontra une perforation du péritoine et de l'intestin grêle. La race des Valois s'éteint avec Charles IX : en 74 ans (1516-1589) deux générations avaient disparu, malgré un nombre considérable de rejetons, presque tous morts à la fleur de l'âge, scrofuleux ou phtisiques...

Le premier des Bourbons, Henri IV, meurt à cinquante-six ans, assassiné par Ravaillac. « Il décéda incontinent, après avoir dit quelques paroles et jeté le sang par la bouche » : tels sont les termes officiels de l'autopsie, qui constate des plaies pénétrantes du poumon et des gros vaisseaux du cœur.

Louis XIII naquit en état de mort apparente. A quatorze ans, il fut marié avec l'infante d'Espagne Anne d'Autriche. Mais bien différent de son père le Vert-Galant, il n'était amoureux que depuis la tête jusqu'à la ceinture et suivant Bazin, à tel point incapable de désirs criminels, qu'il pouvait même se passer des plaisirs permis ! Sa santé fut toujours chancelante et, finalement, il succomba, à l'âge de quarante-deux ans, à des accidents intestinaux d'origine notoirement tuberculeuse, bien que l'euphémique procès-verbal d'autopsie parle surtout de « flux hépatique ». On peut voir, au département des manuscrits de notre Bibliothèque nationale, le journal complet de la santé du roi, rédigé par le médecin Héroard, en six gros volumes in-8°. Michelet appelle cet ouvrage le journal des *digestions* de Louis XIII. C'est encore un euphémisme. Songez qu'en une seule année, Louis XIII prit deux cent quinze médecines, deux cent douze lavements et subit quarante-sept saignées ! Quelle débauche d'apothicairerie !

Nous possédons aussi le « Journal de la santé de Louis XIV », rédigé par Fagon. On sait que le Roi-Soleil fut, pendant toute sa vie, un gros mangeur, un fort buveur et un constipé, malgré la grande quantité de figues et de salades dont le bourraient ses médecins. Louis XIV succomba, à l'âge de soixante-dix-huit ans, à une gangrène dont l'origine était probablement le diabète, alors ordinairement méconnu.

Louis XV succomba, à l'âge de soixante-quatre ans, aux suites d'une variole confluente, contractée pour la deuxième fois. Les mémoires du temps rapportent qu'après la mort du roi, on résolut de ne pas faire l'autopsie, à cause de l'horrible état de putréfaction du cadavre. Comme le premier gentilhomme s'en étonnait, en présence de Lamartinière : « Monsieur le duc, répondit brusquement le médecin du roi, votre charge vous oblige à tenir la tête du cadavre. Je vous déclare que, s'il est ouvert, ni vous, ni moi, ni aucun des assistants ne seront vivants dans huit jours. » Il paraît que le duc n'insista point.

Deux ans et demi après la mort tragique de son père, le dauphin Louis XVII succomba, dans la prison du Temple, à des accidents scrofuleux caractérisés. Louis XVIII mourut, à l'âge de soixante-neuf ans, de gangrène sénile. Charles X mourut à Gœritz, âgé de soixante-dix-neuf ans, d'une attaque de choléra ; Louis-Philippe, à soixante-dix-sept ans (deux ans après son exil) des suites d'une pleuro-pneumonie.

Napoléon I^er mourut d'un cancer de l'estomac et du foie, dans sa cinquante-deuxième année. Son père, Charles M. Bonaparte était mort, en 1785, à Montpellier, de la même maladie. Son fils, le duc de Reichstadt, roi de Rome, mourut en 1832, phtisique, à Schœnbrunn, en Autriche, à la cour de son aïeul maternel.

Tout le monde sait que la fin de Napoléon III fut due à une inflammation purulente des voies urinaires, d'origine calculeuse. On se souvient aussi que le comte de Chambord succomba à Frohsdorf le 24 août 1883, au cancer de l'estomac, à l'âge de soixante-trois ans.

Résumons, comme l'a fait Corlieu, cette étude médico-royale par quelques données statistiques.

En additionnant l'âge des 37 souverains qui régnèrent sur la France, depuis Hugues Capet jusqu'à Napoléon III, on arrive juste à la moyenne de 50 ans.

La branche directe des Bourbons s'arrête au comte de Chambord, mort en exil. La branche illégitime de Louis XIV, constituée par treize enfants naturels et légitimés, issus de mesdames de la Vallière, de Montespan et de Fontanges, est également éteinte. Eteinte aussi celle des Bourbons-Condé, à Saint-Leu (1830) au crochet d'une espagnolette. Il reste, en exil, la descendance des Napoléon et des Bourbons-Orléans, qui, s'ils méditent l'histoire de notre pays depuis cent ans, ne doivent pas avoir une bien violente envie de s'asseoir sur le trône de France.

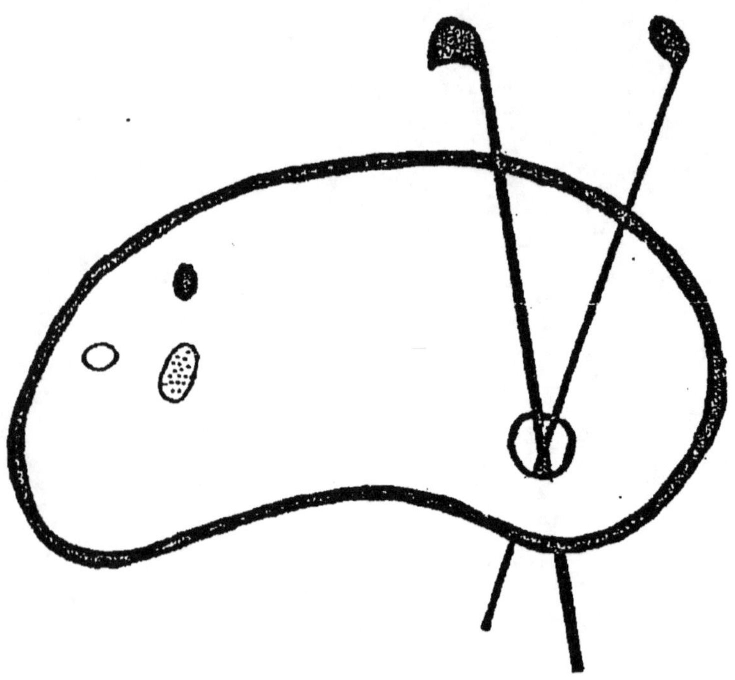

DEBUT D'UNE SERIE DE DOCUMENTS
EN COULEUR

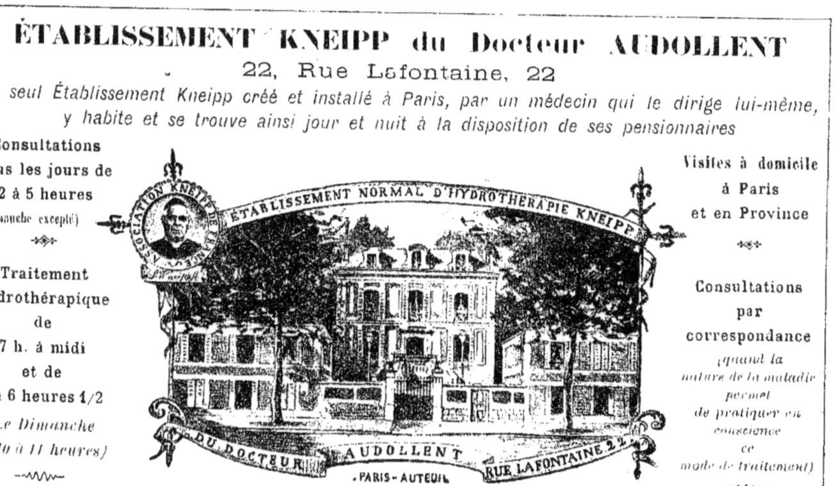

ÉTABLISSEMENT KNEIPP du Docteur AUDOLLENT
22, Rue Lafontaine, 22
Le seul Établissement Kneipp créé et installé à Paris, par un médecin qui le dirige lui-même,
y habite et se trouve ainsi jour et nuit à la disposition de ses pensionnaires
Consultations
tous les jours de
2 à 5 heures
(Dimanche excepté)
Traitement
hydrothérapique
de
7 h. à midi
et de
2 à 6 heures 1/2
(Le Dimanche
de 10 à 11 heures)
ÉTABLISSEMENT NORMAL D'HYDROTHÉRAPIE KNEIPP
ASSOCIATION KNEIPP DE FRANCE
DU DOCTEUR AUDOLLENT
. PARIS - AUTEUIL
RUE LAFONTAINE 22
Visites à domicile
à Paris
et en Province
Consultations
par
correspondance
(quand la
nature de la maladie
permet
de pratiquer en
conscience
ce
mode de traitement)
Installation très confortable pour Pensionnaires, Demi-Pensionnaires et Externes

# LA MÉTHODE KNEIPP
## Hydrothérapie rationnelle

On connaît les succès universels obtenus par Monseigneur Kneipp avec l'hydrothérapie méthodique. La mort récente de cet homme génial a été un véritable deuil pour la science.

Mais son œuvre grandiose ne s'éteindra pas avec lui. En Allemagne, elle a des continuateurs autorisés. En France, elle est admirablement propagée et scientifiquement établie par le docteur Audollent qui, le premier chez nous, après s'être rendu compte des lacunes de l'hydrothérapie classique, s'est inspiré du maître et a fondé, sous son égide, l'Établissement Kneipp, 22, rue Lafontaine, établissement d'un confortable achevé et aux destinées duquel il s'est donné tout entier.

En moins de deux ans, l'Établissement Kneipp est devenu un véritable fleuron de la couronne scientifique de Paris, et on ne s'étonnera pas des services qu'il a déjà rendus, quand on saura que l'apôtre de la méthode qui devait révolutionner la thérapeutique, avait été jugé digne par le fondateur de la faire triompher en France.

C'est chez l'illustre Kneipp et avec lui-même, à Wœrishoffen, que le docteur Audollent, préparé d'ailleurs par de longues études de thérapeutique et d'hydrothérapie à de précoces succès, s'initia à tous les secrets de l'hydrothérapie, telle que la comprenait son précurseur. Il en revint armé de pied en cap pour la lutte et pour la victoire, et chargé par Kneipp lui-même, de le représenter en France.

La nature a donné à l'eau le pouvoir de nous guérir de bien des misères. Le docteur Audollent a consacré sa brillante carrière à lui demander et à surprendre le secret de tant de dons, et l'Établissement Kneipp nous apparaît aujourd'hui comme le temple le plus parfait de l'hydrothérapie, celui où s'accomplissent chaque jour ces cures merveilleuses qui, avant de donner une si légitime réputation au D$^r$ Audollent, avaient entouré le front de Kneipp de l'auréole de la légende.

# TABLE ANALYTIQUE

———

LILLE. — Imp. LE BIGOT Frères.

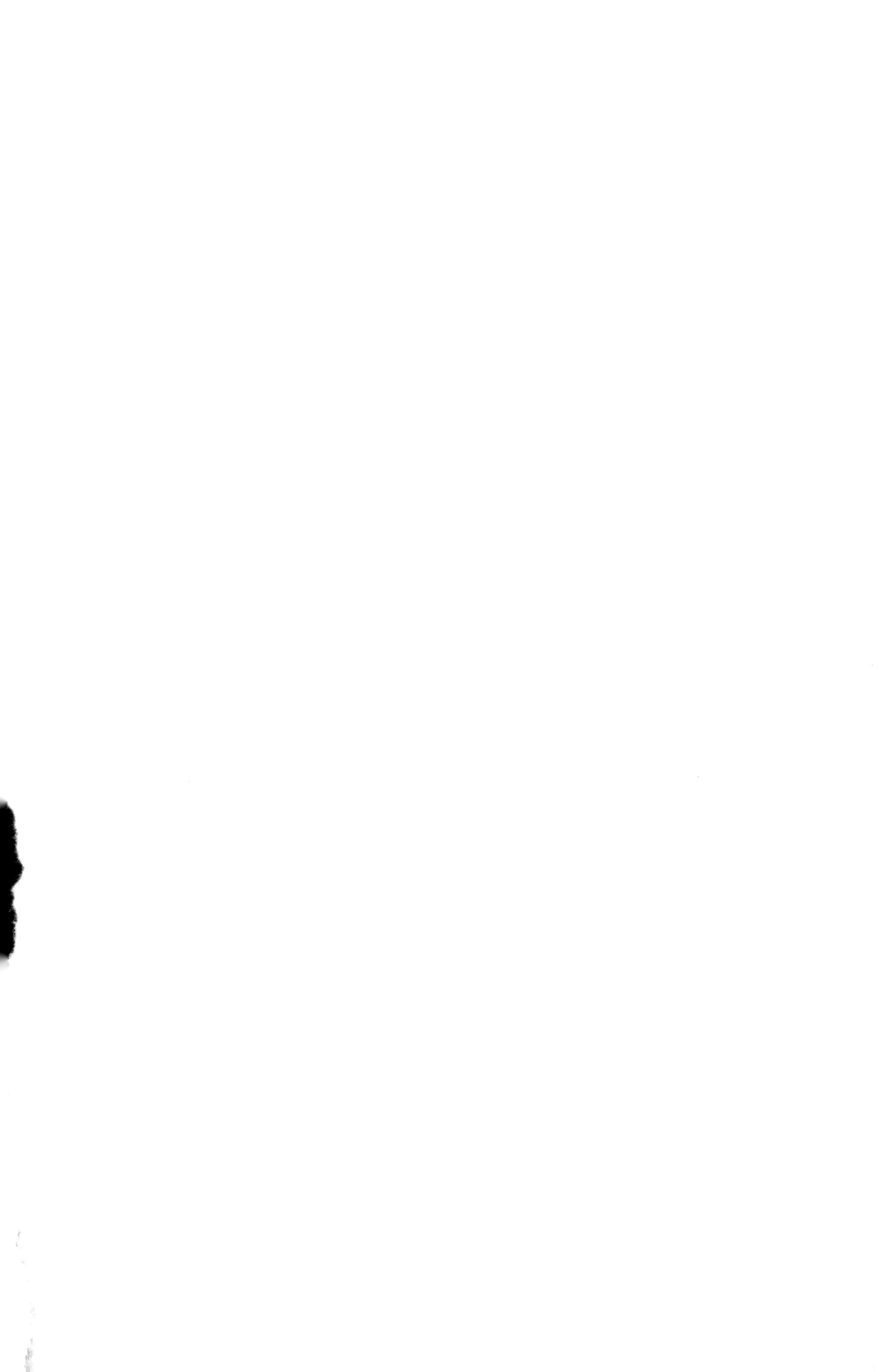